对症刮痧百病消

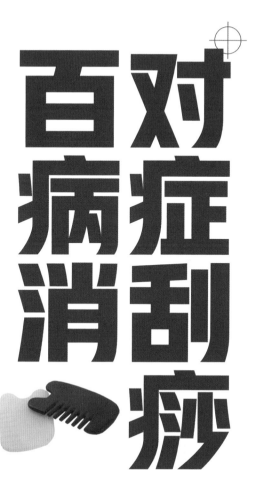

王祥云 ●主编

化学工业出版社

·北京·

编写人员名单

主　　编：王祥云

编写人员：王艳娥　马　田　徐　菁　王　彤　周　帅　王丽娟　陈　晨
　　　　　赵瑞利　马诗凝　王立刚　王　丹　王自伟　牟书未　郑江丽
　　　　　黄双燕　李　娜　柳志强　刘翠英　李　萌　李　宏　张荣荣
　　　　　马东玉　邵晗茹　刘听听　庄殿武　孙雪松　田　晰　韩　旭
　　　　　崔　月　吴金红

摄　　影：卢燕飞　李佳宁　史雪东　吴金红　刘　可　吕海光　曹晓龙

绘　　画：孙海建　杨立国　陈禄阳　邱佳丰　张海月　王会民　孙志军

模　　特：高若曦　李媛媛　刘　鹏　倪艳芳　唐新雨

图书在版编目（CIP）数据

对症刮痧百病消 / 王祥云主编. — 北京：
化学工业出版社，2018.5
ISBN 978-7-122-31804-6

Ⅰ.①对… Ⅱ.①王… Ⅲ.①刮搓疗法
Ⅳ.①R244.4

中国版本图书馆CIP数据核字（2018）第054807号

责任编辑：邱飞婵　　　　　　　　　　装帧设计：央美阳光
责任校对：边　涛　　　　　　　　　　封面设计：张　辉

出版发行：化学工业出版社（北京市东城区青年湖南街13号　邮政编码100011）
印　　装：北京瑞禾彩色印刷有限公司
710mm×1000mm　1/16　印张15　字数244千字
2018年6月北京第1版第1次印刷

购书咨询：010-64518888（传真：010-64519686）
售后服务：010-64518899
网　　址：http://www.cip.com.cn

凡购买本书，如有缺损质量问题，本社销售中心负责调换。

定　　价：39.80元　　　　　　　　　　　　版权所有　违者必究

前言

　　刮痧疗法历史悠久，是我国劳动人民在与疾病的抗争中发明的一种非药物自然医疗保健方法，是简单、经济、有效、适合人类防治疾病、健身养生的好方法。自春秋《扁鹊传》以来，中医古籍纷纷记载："阳痧腹痛，莫妙以瓷汤匙蘸香油刮脊，盖五脏之系，成在于脊，刮之则邪气随降，病自松解。"由此可见刮痧的影响之深远，疗效之神奇！

　　为了使广大读者掌握刮痧这种健体祛疾的"绿色疗法"，编者师承前贤的经验，并结合多年的临床实践，编写了本书。本书总体分为刮痧疗法的基础知识和刮痧疗法的临床应用两大部分。其中，临床应用部分包括对常见病症、妇科与男科病症、儿科病症的刮痧疗法以及刮痧美容保健疗法，内容深入浅出，言简意赅，以真人拍摄图结合穴位图，即使是初学者也可轻松入门，掌握刮痧。

　　刮痧疗法独有的祛瘀生新、排毒养生功效能让老人们轻松养出一副好身体，能让孩子们远离咳嗽、遗尿、腹泻等烦恼，也可以让爱美女士远离肥胖、皱纹、斑点等。总之，气候失常、工作劳累、不良的生活习惯等常常会招来的小病小灾，只要平时坚持为自己刮痧，利用这种方便又安全的中医理疗法养生护体，机体自可安康。

编者

2018年2月

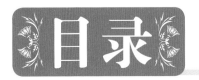

足阳明胃经

手阳明大肠经

手太阳小肠经

手少阳三焦经

✳ 第一章

刮痧的基础知识 / 1

✳ 第二章

常见病症的
刮痧疗法 / 25

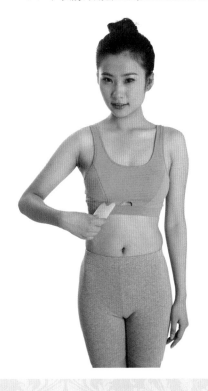

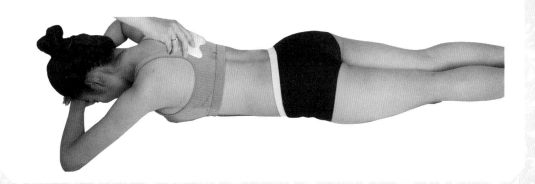

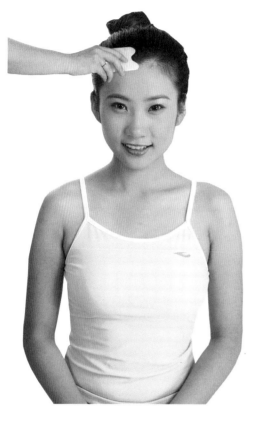

✳第三章

妇科与男科常见病症 的刮痧疗法 / 153

✳第四章

儿科常见病症 的刮痧疗法 / 177

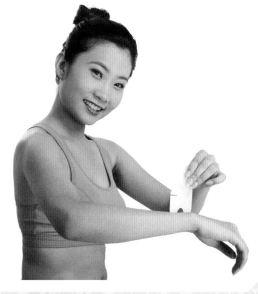

第一章　刮痧的基础知识

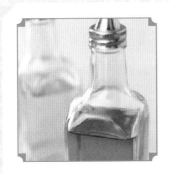

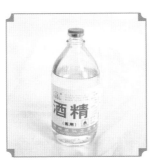

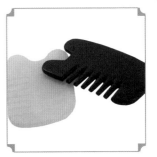

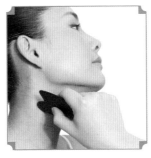

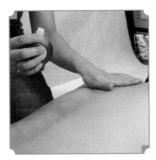

刮痧疗法的医学认识

刮痧疗法的含义

"痧"是民间对疾病的一种形象叫法，又称"痧胀""痧气""青筋"和"瘴气"。一般来说，"痧"有三层含义。

痧证

一年都可发生，夏季和秋季发生较多，多是因感受风、寒、暑、湿、燥、火六淫之邪气或疫疠之秽浊出现的一些病症，比如头痛、咳嗽、恶心、眩晕、胸闷、脘腹痞满、腹泻、指甲青黑、手足身体肿痛、呕吐等，皆被称为痧证，又称为痧气。

这些病症就是痧，它并不是单独的一个病症，而是毒性反应的综合征，临床上许多疾病都可能会伴有痧证出现，这也是所谓的"百病皆可发痧"。痧证按证候特征可分为热痧、寒痧、阴痧、阳痧等，按病因可分为暑痧、瘟痧、绞肠痧等。《痧胀玉衡》把痧证分为慢痧、紧痧、急痧之类。

痧疹的形态

痧疹即皮肤出现红点如粟，当用手触摸皮肤的时候，会感到阻碍的疹点，它是疾病在发展变化中反应于体表的现象。《临证指南医案》说："痧者，疹之通称，有头粒而如粟象；瘾者，即疹之属，肿而易痒。"

痧象

痧象即指经刮拭治疗后，在相应部位皮肤上所出现的皮下充血和出血改变，可见红色粟粒状、片状潮红，紫红色或暗红色的血斑、血疱等现象。

一般来说，健康的人经过刮痧后不会出痧，亚健康的人或者虽然自己感觉良好但有潜在病变发生的人刮痧会出现痧痕，而且出痧的部位、颜

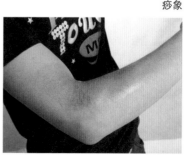
痧象

色、形态与病位、病情的轻重、病程的长短有密切关系。急性病患者出痧多为粟粒状，面积较大，而慢性病患者多伴有紫暗痧或见血疱。

中医学对刮痧的认识

中医学认为刮痧疗法有以下作用。

1 **调节阴阳、调理脏腑** 中医学认为，人体在正常的时候保持阴阳平衡，脏腑功能协调，但若人体受到六淫外邪、内伤七情以及跌扑损伤等致病因素的影响，就会破坏平衡，产生疾病，并且会导致 "阴胜则阳病，阳胜则阴病"的病理变化，而产生"阳胜则热，阴胜则寒"等临床证候。

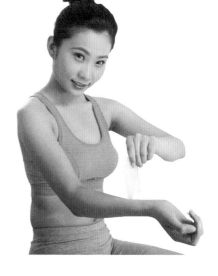

刮痧通过选穴配伍和刮痧补泻手法来调节阴阳的盛衰和脏腑的顺和，使机体重新达到"阴平阳秘"的状态，恢复正常的生理功能，祛除疾病。

2 **活血化瘀、消肿止痛** 人体肌肉、韧带、骨骼等一旦受伤，局部产生瘀血，使经络阻滞，气血不畅，若瘀血不消则疼痛不止。通过刮拭局部或相应的腧穴部位，可使瘀血消除，经络得以通畅，气血得以运行，达到"通则不痛"的目的。刮痧对肢体疼痛、头痛、痛经都有良好的治疗效果。

3 **祛邪解表** 刮痧疗法对风、寒、暑、湿之邪入侵引起的寒热疗效较好。皮肤是人体的第一大免疫系统，刮痧直接作用于皮肤，并且通过刮拭相应的部位，刺激皮肤气血通行，达到开腠理、祛邪解表之功效，从而有效地防治感冒、发热等病症。

4 **健脾和胃、理气消积** 脾胃是人体后天之本，胃主受纳，脾主运化。刮痧疗法有健脾和胃、理气消积的作用，对因为不注意饮食或者食用过冷食物导致的脾胃不和、气机不畅引起的腹胀、腹痛、腹泻等病症效果良好。

5 **增强正气、抵御外邪** 当人体正气虚时，外邪易乘虚而入而发病。刮痧可通过选穴配伍，补虚泻实的操作手法，使机体脏腑调和，气血旺盛，正气内守，邪气不易入侵，有强身健体之功效。

现代医学对刮痧的认识

现代医学认为刮痧有以下作用。

1 镇痛 刮痧是消除疼痛和肌肉紧张、痉挛的有效方法。其主要机制有：一是改善局部血液循环，让局部组织温度升高，起到局部温热理疗的作用；二是在刮痧板直接刮压的刺激作用下，提高了局部组织对疼痛的耐受；三是通过刮拭，使得紧张或痉挛的肌肉放松，从而解除痉挛，消除疼痛。

2 排除毒素 刮痧可使皮下血管扩张，黏膜的渗透性增强，淋巴循环加速，细胞的吞噬作用加强，加速新陈代谢，促进体内废物排出，使得组织细胞和神经得到营养，从而促进疾病痊愈。

3 对神经系统、体液的良性调节 机体受到刮痧的机械刺激后，将产生的生物信号通过神经系统、体液等传导至中枢或各个脏器，进行反馈调节，修复脏器功能。

4 增强机体免疫力 刮痧出痧的过程是一种皮下毛细血管扩张渐至破裂，血流外溢，皮肤局部形成瘀血斑的过程，形成的瘀血（出痧）不久即能消散，这样可使局部组织血液循环加快，促进新陈代谢，增强机体的免疫力，达到防病治病之目的。

生物全息理论对刮痧的认识

全息是全部信息的简称，指客观事物的具体表现。物理学家盖柏和罗杰斯1948年发明了一种新的照相技术，运用这种照相技术，不仅能拍摄到物体的全方位的立体影像，而且底片的任何碎片，仍能显现整体原像，像这种局部包含有整体全部信息的现象，就叫全息现象。

局部包含整体的全息现象广泛存在于生物体中。如树木的一个分枝，就是整棵树的缩影；吊兰的一个分枝，即是母本的再造；一个受精卵能发育成一个新生命；动植物的一个细胞包含了整体的全部遗传信息，生物体局部包含着整体全部信息的现象，则是一种普遍的规律，这叫生物的全息律。

通过刺激（针刺、艾灸、推拿、压迫、敷药、光照等）局部区域，来治疗全身疾病的诊疗方法，叫做"全息诊疗方法"。而在刮痧疗法中，同样可以借鉴全息诊疗方法中的知识，对局部区域进行刮压刺激，来达到防治疾病和养生保健的目的。又可以通过在刮压过程中所发现的敏感点和异常出痧部位，来察知、判断内脏器官的健康程度或疾病情况。我们把刮痧手段和全息诊疗方法结合起来，称之为"全息刮痧法"。

▶ 刮痧器具和疗法

刮痧器具

现代刮痧使用的器具较多，且形式多种多样，可以根据刮痧部位的需要来正确地选择。刮痧器具包括刮具和刮痧介质。

刮具

刮具的制作材料普遍，具有简单、经济、实用的特点。历代刮痧工具就很多，比如苎麻、长发、麻线、棉麻线团、铜器、银器、檀香木、沉香木、瓷碗、陶瓷调羹、木梳背、贝壳等，因为取材方便，价廉物美至今仍在民间使用。不过随着社会的发展，一些刮具已经被淘汰，有的一些还沿用到今天，还有一些新的刮具。下面就来介绍一些常用的刮具。

1 植物团　常用丝瓜络、八棱麻等植物，取其茎叶粗糙纤维，去除果肉壳，捏成一团制作而成。使用时，用手握住植物团蘸少量的清水、香油或其他润滑剂于刮痧部位刮拭。民间一些偏僻农村地区仍可见使用。

2 铜钱　铜钱曾经是流通货币，外缘为圆形，中间有方孔。民间使用铜钱作为刮具较多见。使用时，拇指、示指捏住铜钱的中间，将其边缘蘸少量的清水、香油或其他润滑剂于刮痧部位刮拭。

3 瓷勺　瓷勺是家居常用的饮食工具，每家都有，因此更具有实用性。使用时，单手握住勺柄，用瓷勺边缘蘸少量清水、香油、菜油等在刮痧部位刮拭。在使用的时候要注意边缘是否毛糙，以免刮伤皮肤。

4 木梳背　木梳背光滑呈弧形，蘸少量清水、润滑油等即可刮痧。适用于许多旅途中应急之用。

5 线团 可用苎麻丝或棉线等绕成一团，使用时在冷水中蘸湿，在身体一定部位刮拭。一边蘸水，一边刮拭，直到皮肤出现大片的紫黑色或紫红色斑点。这是刮痧最初形式，古时称刮痧为"刮纱"。

6 贝壳刮具 贝壳可以做刮痧工具。在使用的时候，术者手持贝壳上端，在刮痧部位，一边蘸水一边刮拭，至皮肤出现痧痕为度。沿海渔民多使用此刮具。

7 火罐 火罐为针灸推拿科诊室常用的器具。罐口边缘平整、光滑且厚。用罐口边缘蘸少量按摩膏、正红花油等润滑剂，则可作刮痧之用。若用较小负压吸拔后在人体一定部位来回刮动，使身体局部出现红紫色的片状充血，即为走罐，其实也是刮痧的一种特殊形式。

8 玉质刮痧板 玉石制成的刮痧板，又称刮痧宝玉。玉质刮痧板刮痧效果较好，但因其取材较难，价格昂贵，且易于摔碎，所以较少使用。一些美容机构使用此刮具。

9 水牛角刮痧板 现在通常使用的刮痧板是水牛角刮痧板。水牛角性寒，有清热、凉血、解毒之功效，适用于绝大多数疾病的刮痧治疗。

刮痧介质

刮痧使用的润滑剂多是油性剂，可起到润滑的作用。常用的润滑剂有清水、香油、菜油、茶油、正红花油和刮痧专用的活血剂。因正红花油和刮痧专用的活血剂在加工过程中加入了中药，可充分发挥中药作用，增强了刮痧的治疗效果。

1 清水 清水是紧急情况下最常用的辅助材料，尤其在野外作业时发生痧证，找不到其他的辅助材料的时候，清水就可以充当刮痧介质。

但是清水润滑效果差，又无特殊的药效，所以在实际治疗中很少使用。

2 植物油 常用的植物油有香油、菜油、茶油、桐油、花生油以及色拉油。因取

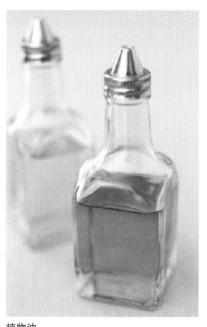

植物油

材便利，家庭刮痧时多见。

❸ **正红花油** 正红花油是外伤科常用外用药物，由红花、桃仁、麝香等药物炼制而成，有活血祛瘀、消肿止痛之功效，可用于治疗跌打损伤、虫蛇咬伤等病症。用作刮痧油可充分发挥其治疗作用，适用于挫伤、扭伤、关节疼痛等病症的刮痧治疗。

❹ **刮痧油** 刮痧油由多种具有疏通经络、活血化瘀、消肿止痛、软坚散结功效的中药与润滑性油质提炼而成。刮痧时，在选定的刮痧部位涂以适量的刮痧油，既可免除摩擦时引起的疼痛，又可充分发挥中药的作用，尤其对慢性损伤、关节炎、落枕等病症效果较佳。

刮痧疗法的种类

要想达到刮痧疗法的效果，就要根据病情、部位等正确选择刮痧疗法。总的来说，刮痧疗法分为持具操作和徒手操作两大类。其中持具操作有刮痧法、挑痧法和放痧法3种；徒手操作有揪痧法、扯痧法、挤痧法、焠痧法和拍痧法5种。

刮痧法

刮痧法分直接刮法和间接刮法两种。

❶ **直接刮法** 直接刮法是指术者在受术者要刮痧的部位均匀涂抹刮痧介质后，直接用刮痧板贴着患者皮肤反复进行刮拭，直至皮下出现痧痕为止。此法以受力重、见效快为特点，用于体质比较强的患者。

❷ **间接刮法** 间接刮法是指先在患者待刮部位放置一层薄布，然后用刮痧板在布上进行刮拭，使得皮肤发红、充血，呈现出斑点。此法以受力轻、动作柔为特点。此法可保护患者皮肤，多适用于儿童，年老体弱者，中枢神经系统感染、高热、抽搐、部分皮肤病患者。

挑痧法

挑痧法是指术者用针（常用医用三棱针）挑刺患者体表特定部位，以治疗疾病的方法。

❶ 挑痧之前必须严格消毒，可用酒精棉球消毒挑刺部位、挑针和术者双手。

② 消毒后术者左手捏起挑刺部位的皮肉，右手持医用三棱针，横向刺入皮肤下2～3毫米，然后再深入皮下，挑断皮下白色纤维组织或青筋。挑净白色纤维组织，如有青筋则挑2～3下，同时用双手将瘀血挤出。

③ 术后用碘酒消毒挑刺部位，敷上无菌纱布，胶带固定。此法适用于头部、颈部、胸部、腰背部和四肢等，可用于治疗宿痧、郁痧、闷痧等病症。

放痧法

放痧法是一种刺血疗法，主要用于四肢末端穴位、口腔内穴位、五官部位的穴位，以及一些不能施以刮痧法的部位，或者是为了增强治疗效果而配合使用。本法的刺激性较强，具有清泻痧毒、通脉开窍等功效。

可分为泻血法和点刺法两种。

① **泻血法** 常规消毒后，左手拇指压在被刺部位的下端，被刺部位的上端用橡皮管结扎，右手持针对准被刺部位的静脉迅速刺入静脉中5～10毫米，再出针，使其流出少量血液。待停止出血后，以消毒棉球按压针孔数分钟。泻血法适用于肘窝、腘窝等处的浅表静脉，用以治疗中暑、急性腰扭伤等疾病。

② **点刺法** 点刺前术者双手推按患者待刺部位，使局部血液积聚，经常规消毒后，术者以左手拇指、示指、中指三指夹紧被刺部位，右手持针迅速刺入皮下1～3毫米深，随即出针，挤压针孔周围，使少量出血，然后再用消毒棉球按压针孔数分钟。此法多用于手指或足趾末端穴位或大椎、太阳、印堂等穴，以治疗发热、咳嗽、中暑、昏厥、咽喉肿痛等病症。

揪痧法

在施术部位涂上刮痧介质后，术者五指屈曲，用示指、中指第2指关节对准揪痧部位，揪起皮肤，提至最高处时，两指同时带动夹起皮肤快速拧转，再松开；如此提放，反复进行5～6次，可听到"巴巴"声响。直至被揪部位出现痧点为止。在同一部位可连续操作6～7遍，这个时候被提起的部位就会出现痧痕。

由于揪的作用对皮肤具有较强的牵引力，所以经常会引起局部或者全身的反应，使得施术部位潮红，并且稍微有疼痛感，但痧被揪出后，局部出现瘀血，患者就会感到周身舒展。

扯痧法

在施术部位涂上刮痧介质后，术者用拇指、示指两指或用拇指、示指、中指三指提扯患者皮肤，提至最高点，两指做上下或者旋转的动作，如此反复进行5～6次，至出现痧点为止。

扯痧法力度较大，具有发散解表等作用，但应以患者能耐受为度。此法主要用于头面部、颈项部、背部的穴位。

挤痧法

在施术部位涂上刮痧介质后，术者用拇指、示指两指用力挤压患者皮肤，如此反复3～5次，直至挤出一块块或一小排痧痕为止。此法可以选择多个腧穴进行操作，一般用于头额部位。

焠痧法

用灯心草或纸绳蘸麻油或其他植物油，点燃后快速对准施术部位，猛一接触皮肤听到"叭"的一声后快速离开，焠痧后皮肤有一点发黄或偶尔会起小疱。此法适用于小儿疰腮、喉蛾、吐泻、腹痛等病症。

拍痧法

术者用虚掌或刮痧板拍打施术部位，一般适用于痛痒、麻胀的部位。

刮痧的补泻手法

刮痧疗法是以刮痧板为工具进行治疗，对不同的体质、不同病症的患者要采取不同的刮拭

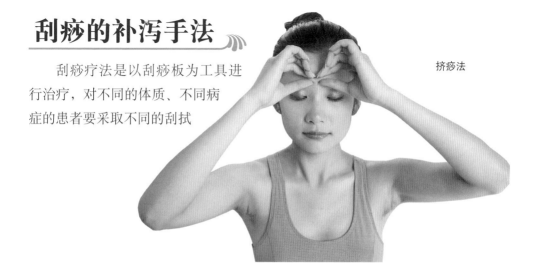

挤痧法

手法，因此刮痧法在临床上分为补法、泻法和平补平泻法。

补与泻是两种作用相反的对立面，但也有相互联系。两者的作用就是调节阴阳，调节人体。所以补泻之间又是对立统一的关系。

一般来说，病在表、在腑、属实、属热者归阳，病在里、在脏、属虚、属寒者为阴，临床上阳证用泻法，阴证用补法，这是刮痧治病的基本原则。在表者刮之宜浅，在里者刮之宜深。寒证用平刮或用补法，热证用泻法，虚证用补法，实证用泻法。至于半表半里、寒热错杂、虚实夹杂者等，又当根据表里、寒热、虚实等的轻重、或先补后泻，或先泻后补，或平补平泻，或补泻兼施，给予恰当的处理。在刮痧治疗中，若能根据辨证，正确地采用刮痧的补泻手法，必能提高刮痧的治疗效果。

刮痧疗法的补泻作用，是通过不同的手法在体表的特定部位进行刮拭实现的，取决于操作力量的轻重、速度的急缓、时间的长短、刮拭的距离、刮拭的方向（顺着经脉运行方向刮为补，逆着经脉运行方向刮为泄）等诸多因素。

刮痧手法与技术

而上述动作的完成，都是靠手法与技术来实现的。

❶ 补法 补法，泛指能鼓舞正气，使低下的功能恢复正常的刮痧手法。刮拭按压力度小，刮拭速度慢，刺激时间较长，刮拭顺着经脉运行方向（向着心脏），出痧点数量少，刮痧后加温灸等为补法。补法适用于年老、体弱、久病、重病和体形瘦弱之虚证患者。

❷ 泻法 泻法，泛指能疏泄邪气，使亢进的功能恢复正常的刮痧手法。刮拭按压力大，刮拭速度快，刺激时间较短，刮拭逆着经脉运行方向（背离心脏），出痧点数量多，刮痧后加拔罐等为泻法。泻法适用于年轻体壮、新病急病和形体壮实的患者。

❸ 平补平泻法 介于补法和泻法之间的叫平补平泻法，也叫平刮法。有三种刮拭方法：

◆ 刮拭按压力大，速度较慢；

◆ 刮拭按压力小，速度较快；

◆ 刮拭按压力中等，速度适中。

平补平泻法常用于日常保健或虚实不明显、或虚实夹杂患者的治疗。

刮痧手法的练习

初学者开始可在沙袋上练习，然后在人体上练习。

练习方法

❶ 取细沙一团，用棉布或纱布包紧，做成体积约10厘米×10厘米×20厘米的沙袋。用刮痧板在沙袋上练习平刮、竖刮、斜刮、角刮等操作手法，在沙袋练习一段时间后，即可在人体上练习。

❷ 在人体上练习，开始选前臂外侧、小腿外侧等肌肉结实且方便暴露的部位，然后选其他部位和穴位进行刮痧练习。

注意事项

❶ 练习前必须在人体刮拭部位涂抹刮痧油以减轻摩擦阻力，防止损伤皮肤。

❷ 在人体上练习时，练习者应细心体会皮肤颜色改变与刮拭力量、刮拭时间的关系以及对刮痧敏感的穴位点或部位等。

❸ 尤其要注意刮痧时有无疼痛出现及其程度。如果疼痛剧烈，则多为操作不当。因为正常的刮痧几乎无疼痛感而仅有局部热、胀等感觉，与外观的瘀紫程度不成正比。在人体上练习每次时间不能太长，一般每处不超过10分钟。

刮痧板的运用方法

面刮法

刮痧板向刮拭方向倾斜，刮痧板面的1/2或者整个长边接触到皮肤，刮痧板向刮拭的方向倾斜30°～60°，以45°角的应用最为广泛，利用腕力多次向同一个方向刮拭，要求要有一定的刮拭强度和长度，不要来回刮。适用于比较平坦的部位，需要刮拭面积较大的部位。

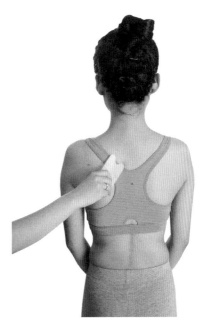

角刮法

包括单角刮法和双角刮法。

❶ 单角刮法是指用刮痧板的一个角，朝刮拭方向倾斜45°，于穴位上自上而下刮拭，此法适用于膻中、风池等穴。

❷ 双角刮法是指以刮痧板凹槽处对准脊椎棘突，凹槽两侧的双角放在脊椎棘突和两侧横突之间的部位，刮痧板向下倾斜45°，自上而下刮拭，此法用于脊椎部位。

点按法

用刮痧板或者用牛角的顶端与穴位呈90°垂直，然后向下压，由轻到重，逐渐加重力道，按压片刻后迅速抬起，使肌肉复原，再下压，重复多次。此法适用于软组织部位和骨骼凹陷部位。

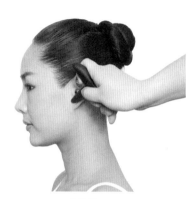

点按法

平刮法

操作方法与面刮法相似，但刮痧板向刮拭的方向倾斜的角度小于15°，向下的渗透力较大，适用于身体比较敏感的部位，适用于面部。

推刮法

刮痧板向刮拭方向倾斜，刮痧面的1/2或者整个长边接触到皮肤，刮痧板向刮拭的方向倾斜角度小于45°，其中刮拭面部的时候小于15°，刮拭的按压力大于面刮法和平刮法，刮拭速度比面刮法要慢，每次刮拭的长度要短。

推刮法可以发现细微的阳性反应并能减少疼痛，是刮拭疼痛区域的常用方法。

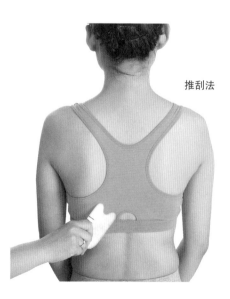

推刮法

拍打法

拍打法是用刮痧板一端的平面拍打体

表部位或穴位的一种方法，拍打法多用于四肢。拍打前一定要在拍打的部位先涂抹适量的刮痧油，力量逐渐加重，以10～20次为宜，不强求立刻出痧。

按揉法

按揉法分为垂直按揉法和平面按揉法。

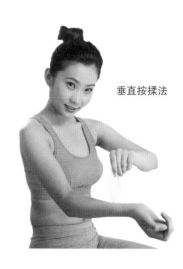

垂直按揉法

1 垂直按揉法 是指将刮痧板的角部以90°按压在穴位上，做柔和、缓慢的旋转动作，刮痧板角部平面始终不离开所接触的皮肤，旋转的速度要慢，使得按压的力量向皮下组织和肌肉渗透。一般用于腧穴的按揉。

2 平面按揉法 是指将刮痧板角部的平面以小于20°按压在穴位上，其余的与垂直按揉法相同。

厉刮法

刮痧板角部与穴位区成90°垂直，刮痧板始终不离开皮肤，并施以一定的压力做短距离的前后左右的刮拭，此法多在泻法时选用。

▶ 轻松掌握刮痧操作

刮痧的体位

刮痧时患者体位的选择应以术者能正确取穴、操作方便、患者感到舒适自然并能持久配合为原则。常用的体位有以下几种。

1 仰卧位 适用于头、面、颈、胸、腹及四肢前侧、内侧部的取穴与刮拭。

2 俯卧位 适用于头、项、肩、背、腰、四肢后侧部的取穴与刮拭。

3 侧卧位 适用于头侧、面颊、颈侧、胸侧、腹侧及上下肢外侧部的取穴与刮拭。

4 仰靠坐位 适用于前头、面部、颈前和上胸部的取穴与刮拭。

⑤ **伏案坐位** 适用于头部、颈项、背部的取穴与刮拭。

⑥ **侧伏坐位** 适用于头侧、面颊、颈侧、耳部的取穴与刮拭。

人体各部位的刮拭方法

头部

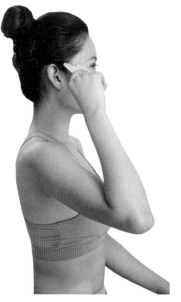

头部有头发覆盖，需在头发上面用刮痧板刮拭，无需涂抹刮痧润滑剂。头部刮痧可选用刮痧板薄面边缘、刮痧板角部或梳状刮痧板刮拭。每个部位刮拭20～30次，以头皮发热为度。可选用平补平泻法，施术者一手用刮痧板刮拭，另一只手扶住患者头部，保持头部稳定。有些部位，患者可自己操作。

① **头部两侧** 从头部两侧太阳开始，经过头维、额厌等穴位刮至风池。

② **头前部** 从百会开始，经过前顶、囟会、通天、五处、头临泣等穴位刮至前发际。

③ **头后部** 从百会开始，经过后顶、脑户、哑门等穴位刮至后发际。

④ **全头部** 以百会为中心，呈放射状向四周发际处刮拭，覆盖全头部穴位和运动区、感觉区、语言区等。

刮拭头部可改善头部血液循环，疏通全身气血，能够预防和治疗脑卒中、中风后遗症、感冒、脱发、三叉神经痛等病症。

面部

面部皮肤较薄，敏感性较强，因此无需涂抹刮痧油，可用温开水湿润皮肤后刮拭，手法多用补法，刮拭时间宜短，忌重力大面积刮拭。面部刮拭根据面部肌肉的走向，由内向外。因面部出痧影响美观，手法宜轻柔，以不出痧为度。可每天一次。

① **前额部** 从前额正中线开始，经过印堂、鱼腰、丝竹空等穴位分别朝

两侧刮拭，上方刮至前发际，下方刮至眉毛。

❷ 两颧部 由内向外刮拭，经过承泣、四白、下关、听宫、耳门等穴位。

❸ 下颌部 以承浆为中心，经过地仓、大迎、颊车等穴位，分别向两侧刮拭。

刮拭面部可美容养颜、祛斑，能预防并治疗五官科疾病，如痤疮、色斑等。

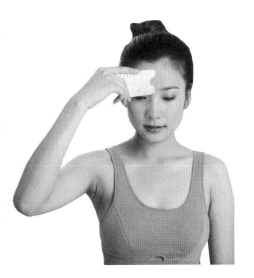

颈项部

颈部正中为任脉所过，项部正中为督脉所过，任督二脉统管人体阴阳经，所以刮拭颈项部，可以调节阴阳。刮拭项部大椎时，应尽量轻柔，可用刮痧棱角刮拭，出痧即可。刮项部两侧风池至肩井时要采用长刮法，一次到位，中途不停顿。

颈部到肩上肌肉较丰富，用力可重些，即用按压力重、频率慢的手法。经常刮拭的部位有颈项部正中线，项部两侧、颈肩部、喉骨两侧。

❶ 项部正中线 从哑门刮至大椎。

❷ 颈项部两侧 从风池开始，经过肩中俞、肩外俞、秉风刮至肩井、巨骨。

颈项部是任督二脉循行的必经之路，经常刮拭具有育阴潜阳、补益正气、防治疾病的功效，可主治颈椎病、头痛、感冒、近视、咽炎等疾病。

背部

背部正中是脊柱，为督脉循行之处，两侧为足太阳膀胱经和华佗夹脊穴，五脏六腑之背腧穴均在膀胱经上，所以刮拭背部能治疗很多疾病。刮拭心俞可治疗冠心病、心绞痛等，刮拭肝俞可治疗黄疸、胸胁胀痛等，刮拭胆俞可治疗黄疸、胆囊炎、急慢性肝炎等，刮拭大肠俞可治疗肠鸣、便秘、腹泻、脱肛、痢疾等。背部刮痧还有利于疾病的诊断，如刮拭肾俞有压痛和大量痧斑，就表示肾脏可能发生病变。其他穴位类推。

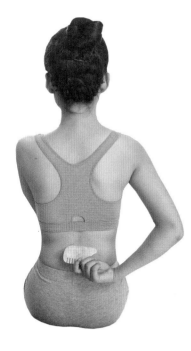

背部刮拭方向是由上向下，一般先刮背部正中线的督脉（从大椎刮至长强），再刮位于正中线旁开1.5寸和3寸处的两侧的膀胱经和位于正中线旁开0.5寸的夹脊穴。

刮拭背部正中线的时候，手法应该轻柔，不该过重，以免伤及脊椎。可用刮痧板棱角点按棘突之间。背部两侧刮拭时要以患者可以耐受为度，用补法，用力要均匀，中间不要停顿。

胸部

胸部正中线刮拭可从天突开始，经过膻中向下刮至鸠尾。胸部两侧刮拭，从正中线由内向外，先左后右，用刮痧板整个边缘由内向外沿肋骨走向刮拭。刮拭胸部正中线用力要轻柔，不可用力过重，宜用平补平泻法，乳头处禁刮。

主要治疗心肺疾病，如冠心病、心绞痛、心律失常、慢性支气管炎、支气管哮喘、肺气肿、肺源性心脏病等疾病。另外可预防和治疗妇科乳腺小叶增生、乳腺炎、乳腺癌等疾病。

腹部

刮拭腹部正中线，从鸠尾开始，经过中脘、关元刮至曲骨。刮拭腹部两侧，从幽门刮至日月。空腹或饱餐后禁刮，腹部近期手术者禁刮，肝硬化、肝腹水、肠穿孔患者禁刮，神阙禁刮。

主治肝、胆、脾、胃、肾、膀胱、大小肠等脏腑病变，如慢性肝炎、胆囊炎、消化性溃疡、呕吐、胃痛、消化不良、慢性肾炎、前列腺炎、前列腺肿大、便秘、泄泻、月经不调、卵巢囊肿、不孕症等。

四肢

四肢为十二经脉循行分布之处，特定穴中的五俞穴、原穴等都分布在四肢，所以刮拭四肢可以治疗很多疾病。如刮拭上肢内侧手太阴肺经，可防治呼吸系统的病证；刮拭足阳明胃经，可防治消化系统的疾病。

刮拭四肢采用长刮法，刮拭距离尽量长。遇到关节部位应抬板，不可重力强刮。四肢皮下如有不明包块、感染、破溃、痣瘤等，刮拭时应避开。对下肢静脉曲张和水肿患者，刮拭方向应从下往上。

❶ **上肢内侧部**　刮拭方向由上向下，尺泽可重刮。

❷ **上肢外侧部**　刮拭方向由上向下，在肘关节处可作停顿，或分段刮至外关。

❸ **下肢内侧部**　刮拭方向由上向下，经承扶至委中，由委中至跗阳，委中重刮。

❹ **下肢外侧部**　刮拭方向由上向下，从环跳至膝阳关，由阳陵泉至悬钟。

膝关节

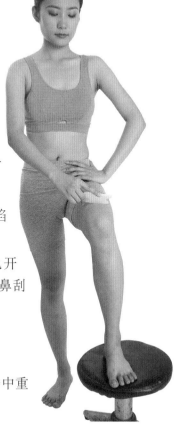

膝关节的结构较为复杂，刮拭时宜用刮痧板棱角刮拭，以灵活掌握刮拭力度和方向，避免损伤膝关节。膝关节积水患者，不宜局部刮拭，可选取远端穴位刮拭。膝关节后方、后下方刮拭时易起痧疱，宜轻刮。静脉曲张及水肿患者，刮拭方向由下向上。

❶ **膝眼部**　用刮痧板棱角先点按膝眼凹陷处，然后向外刮出。

❷ **膝关节前部**　膝关节以上部分，从伏兔开始，经过阴市刮至梁丘；膝关节以下部分，从犊鼻刮至足三里。

❸ **膝关节内侧部**　从血海刮至阴陵泉。

❹ **膝关节外侧部**　从膝阳关刮至阳陵泉。

❺ **膝关节后部**　从殷门刮至委中、委阳，委中重刮。

刮膝关节可治膝关节病变，如增生性膝关节炎、风湿性关节炎、膝关节韧带损伤、肌腱劳损、髌骨软化症等。另外，刮拭膝关节部对腰背部疾病、胃肠疾病也有一定的治疗作用。

人体的刮拭顺序

人体整体的刮拭顺序是由上而下，先头部、颈部、背部、腰部，再胸腹部，最后上肢部、下肢部。每个部位一般先刮阳经，后刮阴经；先刮人体左侧，再刮人体右侧。

刮痧前的准备工作

选择刮具

刮痧板应边缘光滑，厚度适中，具体检查其边缘是否有裂纹，以免刮伤皮肤。

解释说明工作

初次刮痧者，要对患者做好解释说明工作，介绍刮痧的常识，消除患者的顾虑和紧张情绪，树立信心，以取得患者的积极配合。

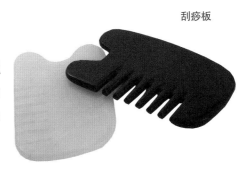

刮痧板

确定刮痧防治方案

刮痧疗法具有保健和治疗作用。对于身体无疾病而以保健为目的的患者，如亚健康状态，刮痧应用力较轻，多使用厚缘，选取具有保健功效的穴位，如将大椎、气海、足三里、三阴交等穴位作为重点穴位。对以治疗为目的的患者，要依据具体病情确定刮痧方案，包括选择穴位、刮痧的方法以及操作手法等。临床上患者的病情各异，病程长短不同，病性或寒或热、或虚或实，病势或缓或急，所以刮痧前必须先了解患者的具体情况，针对病程长短和病势来区分寒热、虚实，并制订合理的治疗方案，才能取得良好的效果。

刮痧前的消毒

术者在刮痧前，务必进行消毒工作。消毒包括刮具的消毒、术者双手的消毒及患者待刮皮肤部位的消毒。消毒可用75%医用酒精。

刮痧时限与疗程

一般每个部位刮20～30次，以患者能耐受或出痧为度，每次刮拭时间以20～25分钟为宜。第一次刮痧时间不应太长，手法也不应太重，不能一味的要求出痧，每个刮出红色瘀点或瘀斑的部位必须7天后才能再刮，或在此期间可以更换其他部位，直到患处上清平无斑块，病症自然痊

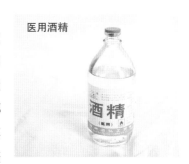

医用酒精

酒精

愈。通常连续治疗7～10次为1个疗程，间隔10天再进行下一个疗程。

刮痧后的反应

刮痧后皮肤表面出现红、紫、黑色的斑点或斑块的现象，称为"出痧"。刮拭半小时后，皮肤表面的痧逐渐融合成片。深部斑块样痧逐步向体表扩散，10多个小时后，皮肤表面逐渐呈青紫色或青黑色。

刮痧后24～48小时，触碰刮痧部位有痛感，出痧重者局部皮肤微热。如刮拭手法过重或刮拭时间过长，体质较弱的患者可能会出现短暂的疲劳和低热，经过休息后方可恢复。刮出的痧痕一般5～7天可以消退。

总的来说，痧痕消退时间与病情、出痧的部位、痧色的深浅有着密切关系。一般来说，胸部、背部、上肢的痧痕，颜色浅的痧痕及皮肤表面的痧痕，消退较快；腹部、下肢的痧痕、颜色深的痧痕及皮下深部的痧痕，消退较慢；阳经所出的痧痕消退较快；阴经所出的痧痕消退较慢。

晕刮的处理和预防

晕刮就是在刮痧过程中或刮痧过后发生的晕厥现象。患者可出现面色发白、恶心、头上出冷汗、心慌、四肢发冷，严重者出现血压下降，神志昏迷。

晕刮产生的原因

由于患者对刮痧不太了解，精神过度紧张或对疼痛特别敏感都会导致晕刮。另外，患者空腹、熬夜以及过度疲劳也会导致晕刮。术者刮拭手法不当，如对体质虚弱、出汗、吐泻及失血过多等虚证患者，采用了泻法刮拭。刮拭部位过多，时间过长，超过25分钟者。

晕刮的处理

应立即停止刮痧治疗，迅速让患者平卧，取头低脚高体位，注意保暖。抚慰患者勿紧张，饮用一杯温糖开水。用刮痧板角重刮百会，刮痧板棱角轻按水沟（人中），重刮内关、足三里和涌泉。静卧片刻患者即可缓解。

仍未恢复者，可考虑采用现代急救措施。

晕刮的预防措施

❶ 应该对初次接受刮痧治疗的患者进行解释说明，消除其紧张情绪。

❷ 选择正确的刮痧体位，使患者感觉舒适。

❸ 避免空腹、过度疲劳、熬夜后刮痧。

❹ 根据患者体质选用适当的刮拭手法。对体质虚弱、出汗、吐泻过多、失血过多等虚证，宜用补法。

❺ 治疗刮痧部位宜少而精，每次刮痧时间不超过25分钟。

❻ 在刮痧过程中，要多询问患者的感觉，注意患者的表现，及时发现患者是否有晕刮的先兆，以便及时采取措施，防止患者晕刮。

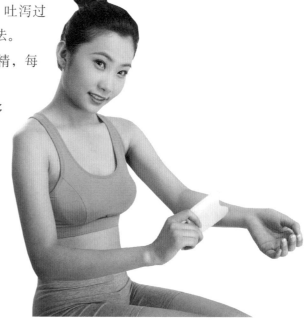

刮痧的注意事项

刮痧术前的注意事项

❶ 刮痧治疗时皮肤需暴露，且刮痧时皮肤局部汗孔开泄，病邪之气也随之外排，但风寒之邪也可从开泄的汗孔侵袭人体，不仅会影响治疗效果，还会引发新的疾病。因此刮痧治疗的环境要注意避风保暖，室温保持在25℃为宜，尽量减少暴露皮肤；夏季不可在风扇前和空调风口前刮痧；室内要安静、卫生。

❷ 选择合适的刮痧体位，以利于刮痧的操作和防止晕刮。

❸ 刮痧前应该严格消毒，防止交叉感染，术者的指甲要剪平。

❹ 操作前应在刮痧部位涂抹刮痧膏或乳液等，以减少摩擦的阻力，使皮肤光滑。

❺ 刮拭前一定要做好向患者的解释说明工作，消除其紧张恐惧心理，取得患者配合。

❻ 勿在患者过饥、过饱及过度紧张的情况下进行刮痧治疗。

刮痧术中的注意事项

❶ 刮拭手法要用力均匀，以患者能耐受为度，以出痧为止。

❷ 婴幼儿、年老体弱者，刮拭手法宜轻柔。

❸ 不可一味地追求出痧而用重手法或者延长刮痧时间。出痧多少与患者体质、病情、服药情况以及室内的温度等因素有关。一般情况下，血瘀证、实证、热证出痧多；虚证、寒证出痧少；服药多者特别是服用激素类药物后，不易出痧；肥胖之人与肌肉丰厚者不易出痧；阳经较阴经容易出痧；室温较低时不易出痧。

涂抹刮痧油

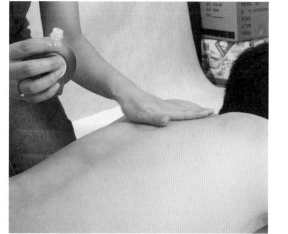

④ 刮拭过程中，要经常询问患者的感受，观察患者的表情、反应。如果出现晕刮，应立即停止刮痧，采取相应的处理措施。

刮痧术后的注意事项

① 刮痧完后，用干净的医用棉球擦干患者身上的水渍、油质、润滑剂等，让患者穿上衣服休息15分钟左右。

② 刮痧治疗使汗孔开泄，要消耗体内津液，患者会感到干渴，应喝一两杯温水。

③ 刮痧治疗后，切忌吹风受凉，若出汗应该及时擦干，刮痧3个小时后才能沐浴。

▶ 必须知道的刮痧宜忌

刮痧疗法与其他疗法一样，也不是万能的，有它的适应证和禁忌证。一些病症可以单独使用刮痧疗法；有些病症以刮痧疗法为主，辅以其他疗法；有些病症禁忌刮痧或刮痧只起辅助治疗作用。

刮痧的适应证

刮痧疗法临床应用广泛，凡针灸、推拿疗法适用的疾病均可使用刮痧疗法。刮痧适用于包括内科、外科、妇产科、儿科、五官科、皮肤科等各科疾病的治疗。另外，刮痧还有预防疾病和保健强身的功效。

内科疾病

感冒、支气管炎、支气管哮喘、肺炎、心律失常、高血压病、低血压病、冠心病、肺源性心脏病、急慢性胃炎、肠炎、胃下垂、消化性溃疡、胃食管反流、便秘、肝炎、胆囊炎、胆石症、泌尿系结石、慢性肾盂肾炎、糖尿病、甲状腺功能亢进症、甲状腺功能减退症、肥胖症、中暑、面神经麻痹、中风后遗症、三叉神经痛、失眠、癫痫等。

外科疾病

以疼痛为主要症状的各种外科病症，如颈椎病、落枕、腰椎间盘突出症、急性腰扭伤、慢性腰肌劳损、肩关节周围炎、踝关节扭伤、坐骨神经痛、各种关节疾病、风湿性关节炎、骨质增生症、股骨头坏死等。

妇科与男科疾病

如痛经、闭经、月经不调、经前紧张征、更年期综合征、乳腺增生症、慢性盆腔炎、女性不孕症、产后缺乳、产后腹痛、产后发热、产后便秘等；前列腺炎、前列腺增生症、早泄、阳痿、男性不育症等。

儿科疾病

如小儿支气管炎、腮腺炎、小儿高热、小儿惊风、小儿厌食症、小儿营养不良、小儿腹泻、小儿遗尿、小儿夜啼、儿童多动症等。

五官科疾病

如急慢性鼻炎、慢性咽炎、鼻衄、咽神经官能症、牙痛、口腔溃疡、耳鸣、白内障、沙眼等。

皮肤科疾病

如神经性皮炎、湿疹、荨麻疹、痤疮、白癜风、色斑、斑秃等。

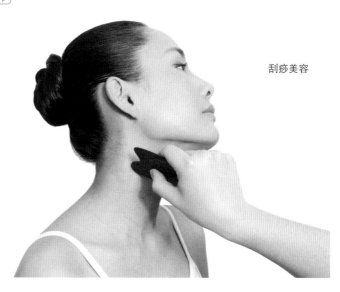

刮痧美容

保健强身

可预防疾病、促进病后恢复、消除疲劳、减肥美容。

刮痧的禁忌证

禁忌证及人群

1 有出血倾向的疾病，如血小板减少症、过敏性紫癜、白血病、血友病等，以及有凝血功能障碍的患者。

2 危重病症，如急性传染病、严重心脏病。

3 新发生的骨折部位不宜刮痧。外科手术瘢痕处应在手术后2个月，方可局部刮痧。恶性肿瘤患者手术后，瘢痕处慎刮。

4 传染性皮肤病不宜刮痧，如疖肿、痈疮、瘢痕、破溃、性传播性皮肤病、不明原因的皮肤包块等，病灶部位禁刮。

5 年老体弱、空腹、过度疲劳、熬夜过度者，不宜刮痧。

6 对刮痧过度紧张、恐惧或过敏者。

禁刮部位

1 皮肤有疖肿、痈、瘢痕、溃疡，原因不明的包块、黑痣处等，或患有传染性皮肤病的病灶部位处。

2 急性创伤、扭挫伤的局部。

3 大血管分布处，特别是颈总动脉、心尖搏动处。

4 眼、耳孔、鼻孔、舌、口唇等五官处，前后二阴、脐（神阙）等处。

5 孕妇、经期妇女的下腹部及三阴交、合谷、昆仑、至阴等禁止刮痧。

6 小儿囟门未闭合时，头颈部禁刮。

7 对尿潴留患者的小腹部慎用重刮。

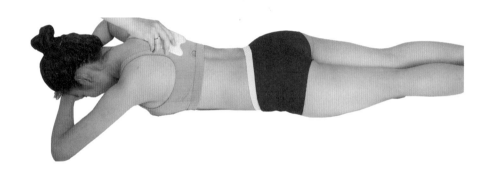

第二章 常见病症的刮痧疗法

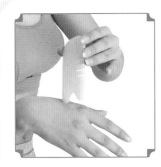
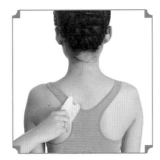
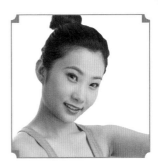
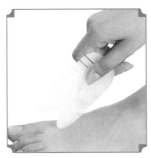
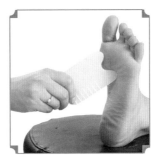

神经衰弱

神经衰弱是一种比较常见的疾病，是一类容易精神兴奋，脑力容易疲乏，经常有情绪的烦恼和心理生理症状的神经症性障碍。神经衰弱多发生于青年人。

造成神经衰弱的主要原因一般认为是精神因素，比如过度的紧张，让神经处于强烈而持久的紧张状态，超过神经能够忍耐的限度，就会发生神经衰弱。

临床表现

本病的临床表现有经常感觉精力不足，萎靡不振，不能用脑，记忆力减退，注意力不集中，工作、学习效率明显下降，即使得到了充分休息，也不能消除疲劳感。假如对全身进行检查，又不能查出任何疾病。

治疗方法

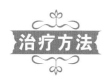
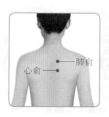
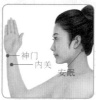
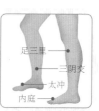

选穴 安眠、心俞、肺俞、神门、内关、足三里、三阴交、内庭、太冲。

刮痧方法 患者取合适体位，找准穴位后，进行常规消毒，然后在所选穴位上均匀涂抹刮痧油或润肤乳，以平补平泻法刮拭。用按揉法或面刮法先刮拭安眠，再刮背部心俞、肺俞，然后刮拭神门、内关，最后刮拭足三里、三阴交、内庭、太冲。

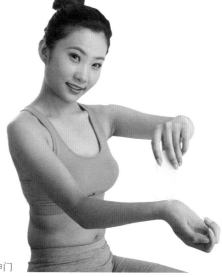

▶ 刮神门

心绞痛

心绞痛是冠状动脉供血不足，心肌急剧、暂时缺血与缺氧所引起的。心绞痛的产生主要是因为心肌血液供需之间失去了平衡。

临床表现

本病的表现为胸前区阵发性的压榨性疼痛感，也可能会伴有其他症状，疼痛多位于胸骨后部，能放射至心前区与左上肢，常发生于劳动或情绪激动时，持续数分钟，休息或用硝酸酯类制剂后消失。心绞痛多发生于男性，多在40岁以上，劳累、饱食、阴雨天气都可能诱发本病。

治疗方法

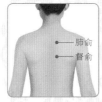

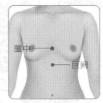

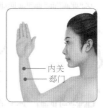

选穴 肺俞至督俞、膻中至巨阙、郄门至内关。

刮痧方法 患者取合适体位，找准穴位后，进行常规消毒，然后在所选穴位上均匀涂抹刮痧油或润肤乳，以泻法刮拭。用按揉法或角刮法先刮背部肺俞至督俞，然后再刮胸部的膻中至巨阙，最后刮拭前臂郄门至内关。

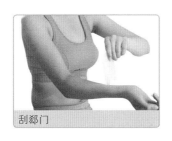

刮郄门

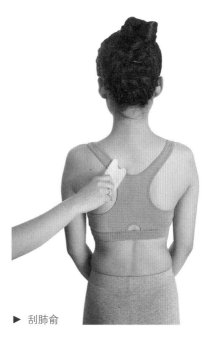

▶ 刮肺俞

风湿性心脏病

3

风湿性心脏病简称风心病，是指由于风湿热活动，累及心脏瓣膜而造成的心脏瓣膜病变，表现为二尖瓣、三尖瓣、主动脉瓣中有一个或几个瓣膜狭窄和（或）关闭不全。

临床表现

本病患者初期无自觉症状，到了后期则表现为心慌气短、乏力、下肢水肿、咳嗽，直至心力衰竭而亡，有时也可能表现为动脉栓塞以及脑梗死而死亡。本病多发于冬春季节，寒冷、潮湿和拥挤环境下，初发年龄多在5～15岁，复发多在初发后3～5年内。

治疗方法

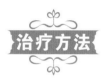
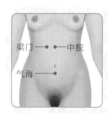
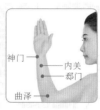
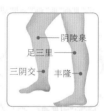

选穴 中脘、梁门、气海、曲泽、郄门、内关、神门、阴陵泉、足三里、丰隆、三阴交。

刮痧方法 患者取合适体位，找准穴位后，进行常规消毒，然后在所选穴位上均匀涂抹刮痧油或润肤乳，以平补平泻法刮拭。用角刮法或面刮法先刮拭腹部中脘、梁门、气海，再刮拭上肢曲泽、郄门、内关、神门，最后刮拭下肢阴陵泉、足三里、丰隆、三阴交。

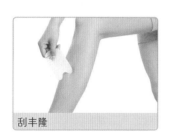
刮丰隆

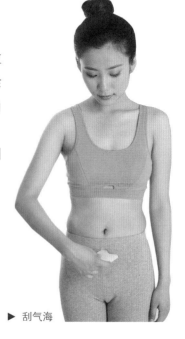
▶ 刮气海

抑郁症

4

抑郁症又称忧郁症，是一种常见的精神心理疾病，患者多在主观上感到强烈的悲伤和忧郁，阻碍其正常生活和社会交往。

本病居各类精神障碍疾病之首，号称"第一心理杀手"。相对来说，女性患抑郁症要高于男性。抑郁症严重困扰患者的生活和工作，给家庭和社会带来沉重负担，约15%的抑郁症患者死于自杀。

临床表现

抑郁症是一种心理障碍，主要表现为情绪低落，兴趣减低，悲观，思维迟缓，缺乏主动性，自责自罪，饮食、睡眠差，担心自己患有各种疾病，感到全身多处不适，严重者可出现自杀念头和行为。

治疗方法

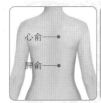
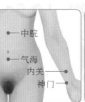

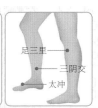

选穴 心俞至脾俞、中脘、气海、神门、合谷、内关、足三里、三阴交、太冲。

刮痧方法 患者取合适体位，找准穴位后，进行常规消毒，然后在所选穴位上均匀涂抹刮痧油或润肤乳，以平补平泻法刮拭。先用双角刮法刮背部心俞至脾俞，再用面刮法刮腹部中脘、气海，然后用按揉法刮上肢神门、合谷、内关，最后用面刮法刮下肢足三里、三阴交及足部太冲。

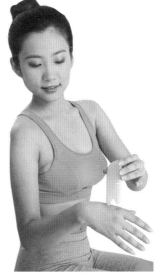

▶ 刮合谷

5 癔症

癔症是一种常见的精神疾病，其表现很多，所以又有人称其为"疾病模仿家"。一般是由于精神因素，如精神刺激、内心冲突、自我暗示而引起的。

临床表现

本病表现为意识朦胧状态，即患者突然发生意识范围缩小，言语可反映出其精神创伤内容，而对外界其他事物却反应迟钝，历时数十分钟，然后自行停止，恢复后对发病经过通常不能完全回忆。癔症是强烈的精神创伤和痛苦情感的反映。多见于性格多变、感情脆弱、情绪不稳的妇女。

治疗方法

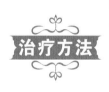

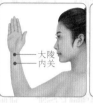
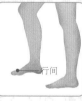
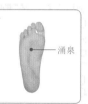

选穴 阿是穴、水沟、太阳、内关、大陵、行间、涌泉。

刮痧方法 患者取合适体位，找准穴位后，进行常规消毒，然后在所选穴位上均匀涂抹刮痧油或润肤乳，以泻法刮拭。先用点按法刮拭阿是穴以及面部水沟、太阳，再用按揉法刮上肢内关、大陵，然后再用点按法刮行间、涌泉，最后用平刮法刮阿是穴。

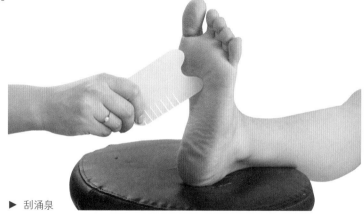

▶ 刮涌泉

癫痫

6

癫痫是一种以大脑神经元异常放电引发突然、短暂且反复发作的脑部功能失常为特征的综合征。因神经元异常放电的涉及部位和放电扩散范围不同，该病可引起运动、感觉、意识和自主神经等出现不同形式和程度的功能障碍，癫痫也就是我们常说的"羊角风"。

临床表现

本病可以表现为单一意识、精神、运动、感觉或自主神经的功能紊乱，也可以兼有之，即表现为两种或多种症状的发作。如有的仅表现为失神，有的表现为意识障碍和全身抽搐，有的则表现为精神障碍等。

癫痫可以分为原发性和继发性两种，原发性癫痫的发病原因一般不明，继发性癫痫是由于脑内外各种疾病所引起。如脑炎、脑膜炎等，都可以导致本病的发生。另外，如过度劳累、营养障碍、水中毒、急性酒精中毒、低钙血症、低血糖、维生素B_6缺乏等也都可能引发癫痫。

治疗方法

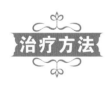
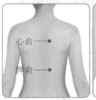
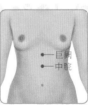
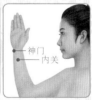
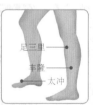

选穴 心俞至脾俞、巨阙至中脘、神门、内关、足三里、丰隆、太冲。

刮痧方法 患者取合适体位，找准穴位后，进行常规消毒，然后在所选穴位上均匀涂抹刮痧油或润肤乳，以泻法刮拭。用单角刮法先刮背部心俞至脾俞，再刮腹部的巨阙至中脘，然后用平面按揉法刮上肢神门、内关与下肢足三里、丰隆及足部太冲。

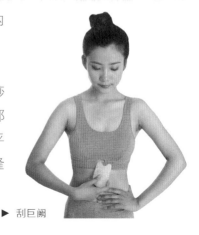

▶ 刮巨阙

7 肋间神经痛

肋间神经痛是一组症状，指胸神经根（即肋间神经）由于不同原因的损害，如胸椎退变、胸椎结核、胸椎损伤、胸椎硬脊膜炎、肿瘤、强直性脊柱炎等疾病或肋骨、纵隔、胸膜病变，出现炎性反应，而出现以胸部肋间或腹部呈带状疼痛的综合征。

临床表现

肋间神经痛主要表现为一个或几个肋间的经常性疼痛，有时被呼吸动作所激发，咳嗽、打喷嚏时疼痛加重。疼痛剧烈时可放射至同侧的肩部或背部，有时呈带状分布。检查时可发现相应皮肤区的感觉过敏和相应肋骨边缘压痛，于肋间神经穿出椎间孔后（在背部、胸侧壁、前胸穿出处）尤为显著。

治疗方法

 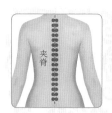 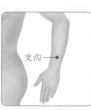 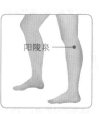

选穴 阿是穴、夹脊、支沟、阳陵泉。

刮痧方法 患者取合适体位，找准穴位后，进行常规消毒，然后在所选穴位上均匀涂抹刮痧油或润肤乳，以泻法刮拭。先用推刮法刮阿是穴，再用双角刮法刮夹脊，最后用按揉法或面刮法刮上肢支沟与下肢阳陵泉。

▼ 刮支沟

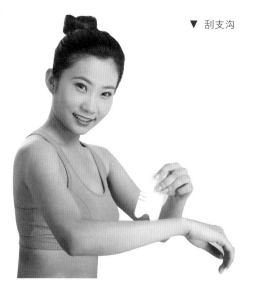

8 吉兰-巴雷综合征

吉兰-巴雷综合征（又称急性炎症性脱髓鞘性多发性神经病），是以周围神经和神经根的脱髓鞘及小血管周围淋巴细胞及巨噬细胞的炎性反应为病理特点的自身免疫病。

临床表现

本病多见于夏季和秋季，多以儿童和青壮年常见。本病的临床特征是起病可急可缓。患者在发病初期会自觉下肢的肌力减退，并向躯干、上肢、颜面发展。同时，常有四肢远端对称性麻木、自发性酸痛等感觉异常。多数患者在起病3~15天达最高峰，四肢呈现程度不等的弛缓性瘫痪和远端肌肉萎缩。严重者甚至有吞咽困难、呼吸困难之症。

治疗方法

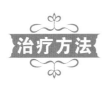

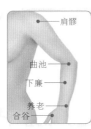

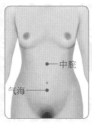

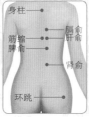

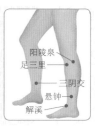

选穴 第一组穴位：肾俞、脾俞、肝俞、膈俞、身柱、筋缩、中脘、气海。

第二组穴位：肩髎至曲池、曲池至下廉、养老、合谷、环跳、阳陵泉、悬钟、三阴交、足三里至解溪。

刮痧方法 两组穴位交叉使用，每日1次。患者取合适体位，找准穴位后，进行常规消毒，然后在所选穴位上均匀涂抹刮痧油或润肤乳。第一组穴位以补法刮拭，第二组穴位以平补平泻法刮拭。第一组穴位用面刮法或角刮法先刮背部肾俞、脾俞、肝俞、膈俞、身柱、筋缩，再刮腹部中脘、气海；第二组穴位用面刮法先刮上肢肩髎至曲池、曲池至下廉、养老、合谷，最后刮臀部环跳及下肢部阳陵泉、悬钟、三阴交、足三里至足部解溪。

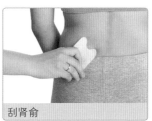

刮肾俞

9 痛风

痛风为嘌呤代谢紊乱和（或）尿酸排泄障碍所致血尿酸增高的一组异质性疾病。

临床表现

临床表现主要分为四个时期。

①无症状的高尿酸血症期：患者血清中尿酸浓度增高，但未见关节炎、痛风石或痛风性肾结石症状，可伴随患者一生或变为急性痛风关节炎或肾结石。

②急性痛风关节炎期：患者关节部位出现剧痛，其中半数发生于一脚掌骨关节，疼痛难忍，无法穿上鞋子。痛风常犯部位包括大脚趾、脚背、脚踝、脚跟、膝、腕、手指和肘等部位，但其他部位也会发作。

③发作间期：患者症状消失的时期，即临床上患者未出现任何症状。发作间期可能会持续一两天至几周，约7%的患者的痛风会自然消退，但大多数患者会在一年内复发。反复发作后倾向于多关节性，严重者伴随着发热。

④痛风石与慢性痛风关节炎期：同时患这两种病症的多为慢性，体内会有尿酸结晶沉积在软骨、滑液膜及软组织中，形成痛风石，且患病越久，血中的尿酸浓度越高，痛风石沉淀得越多，这些沉积痛风石的部位包括耳、上肢、肘部、跟腱、脚踝或脚趾，有时会引起局部溃疡，不易愈合，甚至于需接受截除手术。严重者会引起关节变形或慢性症状，足部变形严重时可能造成患者穿鞋上的严重问题。

治疗方法

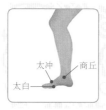
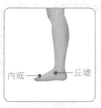

选穴 阿是穴、丘墟、太冲、太白、内庭、商丘。

刮痧方法 患者取合适体位，找准穴位后，进行常规消毒，然后在所选穴位上均匀涂抹刮痧油或润肤乳，以泻法刮拭。先在阿是穴放痧出血，再用面刮法或单角刮法刮拭足部丘墟、太冲、太白、内庭、商丘。

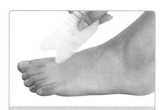
刮太冲

10 健忘

健忘是指记忆力差、遇事易忘的症状。本病多因心脾亏损，年老精气不足，或瘀痰阻痹等所致，多见于神劳脑萎、头部内伤、中毒等脑系为主的疾病之中。

临床表现

健忘可以分为器质性健忘和功能性健忘，前者为外因所致，后者为内因所致。

①器质性健忘：由于大脑皮质记忆神经出了毛病，包括脑肿瘤等，造成记忆力减退或丧失；某些全身性严重疾病也会损害大脑造成健忘。

②功能性健忘：指大脑皮质记忆功能出现异常，导致学习的东西在大脑皮质的特定部位常常扎得不深。

本病以记忆力减退为主要症状，同时还伴有倦怠乏力、失眠多梦、心悸、气短、饮食减少、舌质淡、脉细弱，为心脾两虚证，多由劳心思虑过度所致；也可能伴有头晕、耳鸣、心烦、失眠、遗精、腰酸、舌尖红、脉细数，为心肾不交、阴虚火旺证，治宜滋肾阴、清心火，用生慧汤、交泰丸、孔圣枕中丹加减。

治疗方法

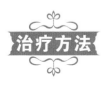
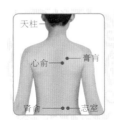
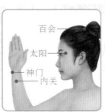
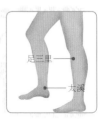

选穴 百会、太阳、天柱、心俞、肾俞、膏肓、志室、神门、内关、足三里、太溪。

刮痧方法 患者取合适体位，找准穴位后，进行常规消毒，然后在所选穴位上均匀涂抹刮痧油或润肤乳，以补法刮拭。先用平刮法刮拭头部百会（百会处有头发覆盖，不需涂刮痧油）、太阳、天柱，再用面刮法刮拭背部心俞、肾俞、膏肓、志室，然后用平面按揉法刮拭上肢神门、内关，最后用单角刮法刮拭足三里、太溪。

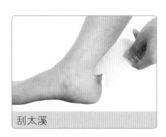

刮太溪

11 面肌痉挛

面肌痉挛又称面肌抽搐、半侧颜面痉挛，表现为一侧面部肌肉发作性、节律性不自主抽动。抽动一般先从一侧眼睑开始，后逐渐加重扩展至面部、口角，严重者可累及同侧颈部。

临床表现

本病常始于眼轮匝肌，随即波及口轮匝肌，病情长短不一，有的几个月内就可加重，有的几年内才会加重，严重者半侧面肌及同侧颈阔肌均可发生痉挛，眼轮匝肌痉挛严重者眼睛无法睁开。当情绪稳定的时候减轻，紧张、激动的时候加重，睡眠的时候消失。

面肌痉挛多表现为电击样、抽搐发作，有一定的间歇期，自我无法控制。发作时，患者半侧面肌强劲地、阵发性抽搐，眼睑紧闭，口角㖞斜，抽搐时间短则数秒，长则10余分钟，严重影响视力、语言、饮食和工作。有时可和三叉神经痛同时发作。晚期患侧面肌肌无力萎缩，舌前2/3味觉可能丧失。

治疗方法

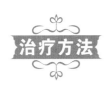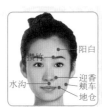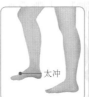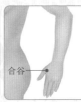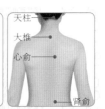

选穴及操作部位 攒竹、阳白、水沟、迎香、颊车、地仓、合谷、天柱、大椎、心俞、肾俞、太冲、双侧面部。

刮痧方法 患者取合适体位，找准穴位后，进行常规消毒，然后在所选穴位上均匀涂抹刮痧油或润肤乳，以补法刮拭。用平刮法刮头部攒竹、阳白、水沟、迎香；用点按法刮颊车、地仓；用平面按揉法刮手部合谷，也可用平刮法刮双侧面部，患侧以轻柔手法，健侧以稍重手法；用单角刮法刮拭背部天柱、大椎、心俞、肾俞；用面刮法刮足部太冲。

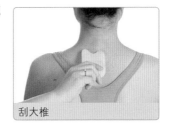

刮大椎

12 中风后遗症

中风后遗症是一组以脑部缺血及出血性损伤症状为主要临床表现的疾病，死亡率和致残率都极高。本病又分为出血性脑卒中(脑出血或蛛网膜下腔出血)和缺血性脑卒中(脑梗死、脑血栓形成)两大类，其中以脑梗死最为常见。脑卒中的病因多是血管壁病变、心脏病及侧支循环代偿功能不全等。

临床表现

①肢体麻木：尤其是肢体的末端（如手指或者脚趾）以及偏瘫的面颊部皮肤有蚁爬感觉，或有针刺感，或者对刺激反应迟钝。麻木一般与天气有关，比如小雨的前后，麻木尤为明显。

②口眼㖞斜：一侧眼袋以下的面肌瘫痪。表现为鼻唇沟变浅，口角下垂，露齿。

③中枢性瘫痪：又称上运动神经元性瘫痪，或称痉挛性瘫痪、硬瘫。主要表现为肌张力增高，腱反射亢进，出现病理反射，呈痉挛性瘫痪。

④周围性瘫痪：又称下运动神经元性瘫痪。经受损害产生的瘫痪。由于下运动神经元受损，使其所支配的肌肉得不到应有的冲动兴奋，临床上表现为肌张力降低，反射减弱或消失，伴肌肉萎缩，但无病理反射。

治疗方法

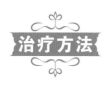

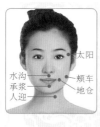

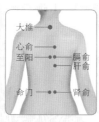

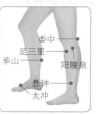

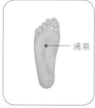

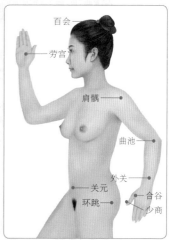

选穴 百会、水沟、承浆、颊车、地仓、太阳、人迎、大椎、至阳、命门、心俞、膈俞、肝俞、肾俞、关元、肩髃、曲池、外关、合谷、少商、劳宫、环跳、委中、承山、阳陵泉、足三里、悬钟、太冲、涌泉。

刮痧方法 患者取合适体位，找准穴位后，进行常规消毒，然后在所选穴位上均匀涂抹刮痧油或润肤乳，以平补平泻法刮拭。用厉刮法刮头部百会（百会处有头发覆盖，不需涂刮痧油）；用角刮法刮面部水沟、承浆、颊车、地仓、太阳、人迎；用面刮法刮背部大椎、至阳、命门、心俞、膈俞、肝俞、肾俞；用点按法刮腹部关元；用面刮法或单角刮法刮上肢肩髃、曲池、外关及手部合谷、少商、劳宫；用面刮法或单角刮法刮下肢环跳、委中、承山、阳陵泉、足三里、悬钟及足部太冲；用单角刮法刮足底涌泉。

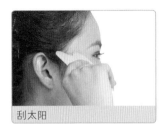
刮太阳

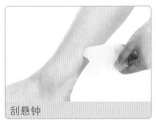
刮悬钟

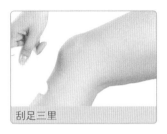
刮足三里

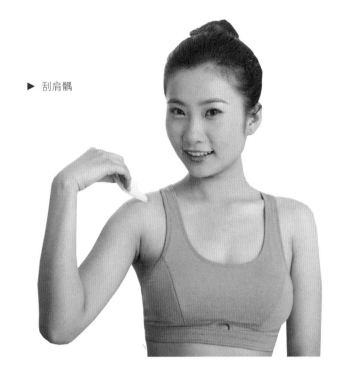
▶ 刮肩髃

13 胸膜炎

胸膜炎是各种原因引起的胸膜壁层和脏层的炎症。大多为继发于肺部和胸部的病变，也可为全身性疾病的局部表现。临床上胸膜炎有多种类型，以结核性胸膜炎最为常见。本病属中医"咳嗽""悬饮""胁痛"范畴。

临床表现

干性胸膜炎时，胸膜表面有少量纤维渗出，表现为剧烈胸痛，似针刺状，检查可发现胸膜摩擦音等改变。渗出性胸膜炎时，随着胸膜腔内渗出液的增多，胸痛减弱或消失，患者常有咳嗽，可有呼吸困难。此外，常有发热、消瘦、疲乏、食欲缺乏等全身症状。

检查可发现心、肺受压的表现。在大量胸液时，可通过胸部检查和X线检查发现。结核性胸膜炎的治疗主要包括结核药物治疗；加速胸液的吸收，必要时抽液治疗；防止和减少胸膜增厚和粘连，选用肾上腺皮质激素等。

治疗方法

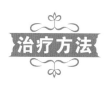
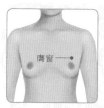
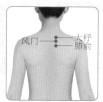

膺窗——

风门——大杼
肺俞

选穴 膺窗、大杼、风门、肺俞。

刮痧方法 患者取合适体位，找准穴位后，进行常规消毒，然后在所选穴位上均匀涂抹刮痧油或润肤乳，以泻法刮拭。先用点按法刮胸部膺窗，再用面刮法或角刮法顺序刮拭背部大杼、风门、肺俞。力度以患者感觉舒适为度，以刮拭出痧疹为度。

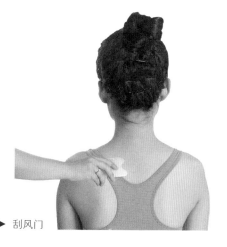

▶ 刮风门

14 感冒

感冒又称伤风，是由病毒或细菌引起的急性上呼吸道炎症。一年四季均可发病，但以春冬季及气候骤变时多发。

临床表现

中医将感冒分为四类:风寒型感冒、风热型感冒、暑湿型感冒和时行感冒（流行性感冒）四种类型。具体如下。

①风寒型感冒:除咳嗽、打喷嚏、头痛等一般症状外，还有畏寒、低热、无汗、肌肉疼痛、流清涕、咳稀薄白色痰、咽喉红肿疼痛、口不渴或渴、喜热饮、苔薄白等特点，通常多穿衣服或多盖被子会舒服一些。

②风热型感冒:除了感冒的一般症状外，还有发热、痰液黏稠呈黄色、喉咙痛（通常在感冒症状出现之前就痛）、便秘等特点。

③暑湿型感冒:表现为畏寒、发热、口淡无味、头痛、头胀、腹痛、腹泻等。此类型感冒多发生在夏季。

④时行感冒:症状与风热型感冒的症状相似。但时行感冒患者较风热型感冒患者的症状重。患者可表现为突然畏寒、高热、怕冷、寒战、头痛剧烈、全身酸痛、疲乏无力、鼻塞、流涕、干咳、胸痛、恶心、食欲缺乏，婴幼儿或老年人可能并发肺炎或心力衰竭等。

另外，还有一种感冒称为"寒包火"型感冒。所谓"寒包火"本是中医对一种外感病理的解释，这种情况多发生在身体本来有热，又感受寒邪，症状呈现寒热并见。多出现在冬季。但在夏季，人体出汗较多，全身毛细血管扩张或常在温度太低的房间，使得体表血管汗腺收缩关闭，体内产热和散热失去平衡。还有人加上饮食不节，过多摄入高热量食物，致体内蕴热，促成外寒内热而导致"寒包火"型感冒。 症状表现为恶寒重，发热轻，无汗，头痛，周身关节酸痛，鼻塞流清涕，打喷嚏，咽喉痒，咳嗽，咳稀白痰，舌苔薄白。治疗当以辛温解表。可选用荆防败毒散、感冒清热颗粒、正柴胡颗粒等。

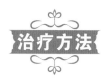
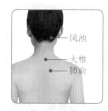
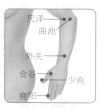
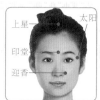
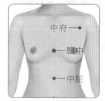
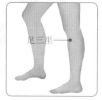

治疗方法

选穴 风池、大椎、肺俞、曲池、外关、合谷、中府、膻中、中脘、足三里。

头痛加刮太阳、印堂；咳嗽加刮尺泽；鼻塞、流涕加刮上星、迎香；咽喉肿痛加少商、商阳放痧。

刮痧方法 患者取合适体位，找准穴位后，进行常规消毒，头部穴位无需涂抹刮痧介质，其他穴位可均匀涂抹刮痧油或润肤乳，以泻法刮拭。用厉刮法刮头部风池；再用单角刮法刮背部大椎与肺俞，也可用点按法刮肺俞，刮时用力要轻柔；用面刮法或单角刮法刮上肢曲池、外关及手部合谷；用单角刮法刮中府、膻中、中脘；用面刮法或单角刮法刮下肢足三里。头痛以平刮法加刮太阳、印堂；咳嗽以面刮法加刮尺泽；鼻塞、流涕以平刮法加刮上星、迎香；咽喉肿痛加少商、商阳放痧。

◀ 刮中府

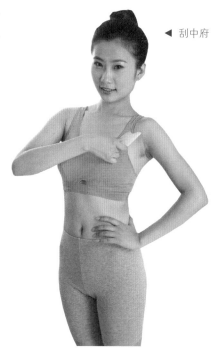

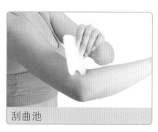
刮曲池

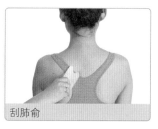
刮肺俞

15 多汗

多汗是不受外界天气或运动、精神等因素影响而汗液外溢的一种症状，它可以单独出现，也能伴随其他疾病出现，如甲状腺功能亢进症、自主神经功能紊乱等。

临床表现

多汗症分为全身性多汗症和局限性多汗症两种。

①全身性多汗症：患者皮肤表面常是湿润的，而且有阵发性出汗。

②局限性多汗症：一般见于手掌、足跖、腋下，其次为鼻尖、前额、阴部等，多发生于青少年时期，患者一般伴有末梢血液循环功能障碍，如手足皮肤湿冷、青紫或苍白、易生冻疮等。足部多汗时，由于汗液蒸发不畅，致足底表皮浸渍发白，常伴足臭。腋窝部及阴部多汗时，由于该部皮肤薄嫩，经常潮湿摩擦，易发生擦烂、红斑，伴发毛囊炎、疖等。

另外，多汗症还可分为原发性多汗症和继发性多汗症。多汗症可继发于某些精神神经疾病、代谢性疾病、内分泌紊乱、肿瘤、使用某种药物后等，称为继发性多汗症；原发性多汗症病因未明，最常发生的部位是手掌、腋窝和足底，偶有发生于头颈部、躯干部和小腿的。

治疗方法

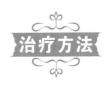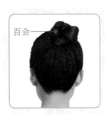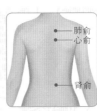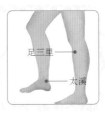

选穴 百会、肺俞、心俞、肾俞、足三里、太溪。

刮痧方法 患者取合适体位，找准穴位后，进行常规消毒，头部穴位无需涂抹刮痧油或者润肤乳，其他穴位可均匀涂抹刮痧油或润肤乳，以泻法刮拭。先用厉刮法刮头部的百会，然后用面刮法刮背部的肺俞、心俞和肾俞，最后用单角刮法刮足三里和太溪，以出痧为度。

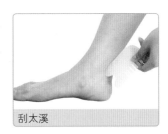

刮太溪

16 心悸

心悸是指患者自觉感到悸动不安，甚至不能自主，多有胸闷、心前区不适感。心悸常见于多种疾病，与失眠、健忘、眩晕等并存，一般是因为紧张、焦虑、激动等因素诱发。

心悸与患者的精神因素有关。身心健康者在安静状态并不感到自己的心脏在跳动，但有情绪激动或强烈体力活动后常感到心悸。然而为时短暂，静息片刻心悸消失。神经过敏者则不然，一般的心率突然加快或偶发的过早搏动也可感到心悸。

心悸的感觉常与患者的注意力有关，也与心律失常存在时间的久暂有关。当患者注意力集中时，如夜间卧床入睡前或在阴森的环境中，心悸往往较易出现而明显。而许多慢性心律失常者，由于逐渐适应而常不感到明显的心悸。在重度心功能不全的患者，由于较突出的症状如呼吸困难的存在，致注意力分散，也常不感到心悸。

临床表现

患者自觉心跳或心慌，伴有心前区不适感，当心率缓慢常感到心脏搏动强烈，心率加快时可感到心脏跳动，甚至可感到心前区振动。

治疗方法

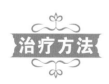
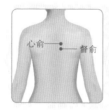
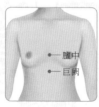
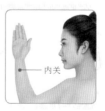

选穴 心俞至督俞、膻中至巨阙、内关。

刮痧方法 患者取合适体位，找准穴位后，进行常规消毒，然后在所选穴位上均匀涂抹刮痧油或润肤乳，以平补平泻法刮拭。先用面刮法刮背部的心俞至督俞，再用单角刮法刮拭前胸部的膻中至巨阙，最后用平面按揉法刮内关，以出痧为度，切忌刮时用力要轻柔。

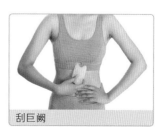
刮巨阙

17 高血压病

高血压病是以血压升高[收缩压≥140mmHg和（或）舒张压≥90mmHg]为主要临床表现的综合征，是多种心、脑血管疾病的重要病因和危险因素。

临床表现

高血压病按照起病的缓急可分为缓进型和急进型，以缓进型多见。

①缓进型高血压病：早期多无症状。多由于情绪激动、过度疲劳、气候变化或停用降压药而诱发，血压急骤升高。有剧烈头痛、视力障碍、恶心、呕吐、抽搐、昏迷等症状。肾功能减退时可引起夜尿，多尿，尿中含蛋白、管型及红细胞。

②急进型高血压病：也称恶性高血压病，占高血压病的 1%，由缓进型转变而来或突然起病。恶性高血压病可发生在任何年龄，但以 30～40 岁最多见。血压明显升高，有乏力、口渴、多尿等症状；视力减退，有视网膜出血及渗出，常有双侧视盘水肿；迅速出现蛋白尿、血尿及肾功能不全。

治疗方法

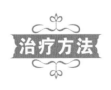

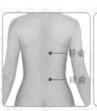
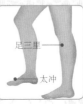
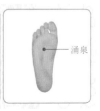

选穴 百会至风府、风池、肝俞、肾俞、足三里、太冲、涌泉。

刮痧方法 患者取合适体位，找准穴位后，进行常规消毒，头部穴位无需涂抹刮痧油或润肤乳，其他穴位可均匀涂抹刮痧油或润肤乳，以平补平泻法进行刮拭。用平刮法先刮拭头部百会至风府、风池，刮20～30次，至此处皮肤发热为宜；再用单角刮法刮拭背部肝俞、肾俞，以出痧为度，也可以用点按法刮肝俞、肾俞，切忌刮时用力要轻柔；最后用面刮法刮足三里、太冲、涌泉，也可以用点按法刮这三个穴位。

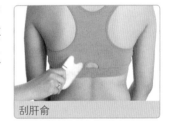
刮肝俞

18 低血压病

低血压病，是指动脉血压的收缩压低于90mmHg和（或）舒张压低于60mmHg。低血压病有原发性低血压、直立性低血压和症状性低血压三类。

临床表现

轻微病症可有头晕、头痛、食欲缺乏、疲劳、脸色苍白、消化不良等；严重的可见直立性眩晕、四肢冷、心悸、呼吸困难、共济失调、发音含糊，甚至昏厥，需长期卧床。

治疗方法

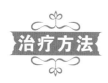
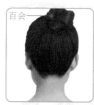
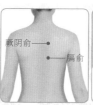
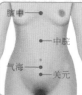
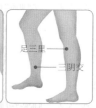

选穴 百会、厥阴俞至膈俞、膻中至中脘、气海至关元、足三里、三阴交。

刮痧方法 患者取合适体位，找准穴位后，进行常规消毒，然后在所选穴位上均匀涂抹刮痧油或润肤乳，以补法进行刮拭。先用面刮法刮头部百会（百会处有头发覆盖，不需涂刮痧油），刮10～20次，至此穴处皮肤发热为宜；再用单角刮法或面刮法刮背部厥阴俞至膈俞，以出痧为度，也可以用点按法刮膈俞，切忌刮时用力要轻柔；然后用面刮法刮膻中至中脘、气海至关元，以出痧或皮肤发热为度；最后用面刮法或点按法刮下肢足三里、三阴交。

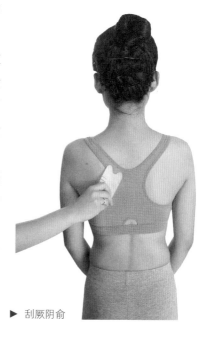

▶ 刮厥阴俞

19 高脂血症

高脂血症是指由于脂肪代谢或运转异常，使血浆中一种或几种脂质高于正常。本病多发于老年人，可表现为高胆固醇血症、高甘油三酯血症或两者兼有。

临床表现

①Ⅰ型高脂蛋白血症：也称高乳糜微粒血症，属遗传性疾病，多发于青少年，主要表现为肘、背和臀部可见皮疹样黄色瘤；肝脾肿大，且伴有腹痛。

②Ⅱ型高脂蛋白血症：也称家族性高β脂蛋白血症或家族性高胆固醇血症，是显性遗传性疾病。主要临床表现为眼睑黄色瘤，此外还能见到皮下结节状黄色瘤。

③Ⅲ型高脂蛋白血症：也称"阔β"型高脂蛋白血症，多为家族隐性疾病，患者在30～40岁时出现扁平黄色瘤，常发生于手掌部。早发动脉粥样硬化和周围血管病变，常伴肥胖和血尿酸增高，约40%患者可有异常的糖耐量变化。

④Ⅳ型高脂蛋白血症：也称高前β脂蛋白血症，临床上非常多见，表现为肌腱黄色瘤、皮下结节状黄色瘤、皮疹样黄色瘤及眼黄色斑瘤；视网膜脂血症；进展迅速的动脉粥样硬化；可伴胰腺炎、血尿酸增高；多数患者伴糖耐量异常。

⑤Ⅴ型高脂蛋白血症：系Ⅰ型和Ⅳ型的混合型，可同时兼有两型的特征。最常继发于急性代谢紊乱，如糖尿病酮症酸中毒、胰腺炎和肾病综合征等。

治疗方法

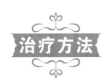
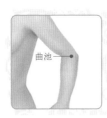
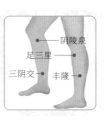

选穴 曲池、阴陵泉、三阴交、足三里、丰隆。

刮痧方法 患者取合适体位，找准穴位后，进行常规消毒，然后在所选穴位上均匀涂抹刮痧油或润肤乳，用平补平泻法进行刮拭。用单角刮法先刮上肢部的曲池，再刮下肢部的阴陵泉、三阴交、足三里、丰隆，以出痧为度，也可以用点按法刮曲池、足三里，刮时要轻柔。

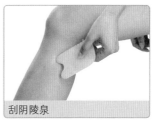
刮阴陵泉

头晕头痛

20

头晕是一种常见症状，是身体虚弱、血亏的最直接表现。贫血的人会出现头晕，高血压病、颈椎病、心脏病、脑动脉硬化、脑缺血、睡眠不足、劳累过度等都会引起头晕。

头痛系因头颈部痛觉末梢感受器受到刺激产生异常的神经冲动传达到脑部所致，是临床常见症状之一，病因较复杂，可由颅内病变、颅外头颈部病变、头颈部以外躯体疾病及神经官能症、精神病引起。

临床表现

头晕症分为虚实两类，其中以虚证为多，同时也要分清是肾精不足头晕，还是气血亏虚头晕以及阴虚阳亢头晕。

肾精不足头晕，可表现出头晕目眩、精神萎靡、记忆力减退、腰膝酸软、遗精阳痿、舌淡红、脉沉细；气血亏虚头晕，可见头晕眼花、神疲懒言、心悸气短乏力、失眠纳少、面色不华、唇舌色淡、脉细弱；阴虚阳亢头晕，可见头晕目眩、心烦失眠、多梦、手足心热、口干、舌红少苔、脉弦细。

头痛通常指局限于头颅上半部，包括眉弓、耳轮上缘和枕外隆突连线上的疼痛。

治疗方法

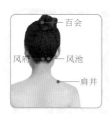
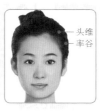
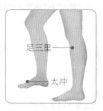

选穴 百会至风府、风池至肩井、头维至率谷、足三里、太冲。

刮痧方法 患者取合适体位，找准穴位后，进行常规消毒，然后在所选穴位上均匀涂抹刮痧油或润肤乳（头部穴位无需涂抹刮痧油或润肤乳），以泻法进行刮拭。先用厉刮法刮头颈部百会至风府、风池至肩井、头维至率谷，再用单角刮法刮足三里、太冲。以局部皮肤发红发热或出痧为度。

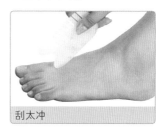
刮太冲

慢性胃炎

21

慢性胃炎是指因不同原因引起的各种慢性胃黏膜炎性病变，是一种常见病，其发病率在各种胃病中居首位。本病进展缓慢，常反复发作，中年以上好发病，并有随年龄增长而发病率增加的趋势。本病属中医"恶心""呕吐""胃痛"等范畴。

临床表现

本病最常见的症状是上腹疼痛和饱胀，与溃疡病相反，空腹时比较舒适，饭后不适，可能因容受舒张功能障碍，进食虽不多但觉过饱。常因冷食、硬食、辛辣或其他刺激性食物引起症状或使症状加重。

治疗方法

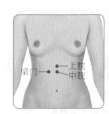
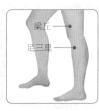
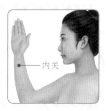

选穴 上脘至中脘、梁门、内关、梁丘、足三里。

刮痧方法 患者取合适体位，找准穴位后，进行常规消毒，然后在所选穴位上均匀涂抹刮痧油或润肤乳，以补法刮拭。先用推刮法刮腹部的上脘至中脘、梁门，再用平面按揉法刮上肢部的内关，最后用单角刮法或面刮法刮下肢部的梁丘和足三里。以出痧为度，切忌用力过重宜轻柔，避免刮破皮肤。

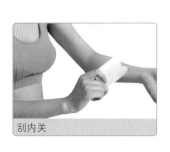

刮内关

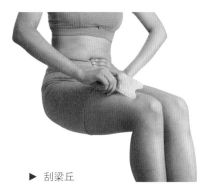

▶ 刮梁丘

22 急性胃肠炎

急性胃肠炎是夏季较为常见的疾病，一般是由于细菌以及病毒等微生物感染导致。以腹痛、腹泻为表现者常称为急性肠炎；临床上往往恶心、呕吐、腹痛、腹泻同时并见，故亦称急性胃肠炎。属中医"呕吐""腹痛""泄泻""霍乱""绞肠痧""脱证"等范畴。

临床表现

主要表现为恶心、呕吐、腹痛、腹泻、发热等，严重者可致脱水、电解质紊乱、休克等。患者多表现为恶心、呕吐在先；继以腹泻，每日3~5次甚至数十次不等，大便多呈水样，深黄色或带绿色，恶臭，可伴有腹部绞痛、发热、全身酸痛等症状。

治疗方法

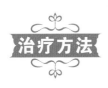
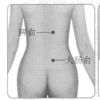
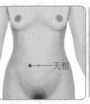
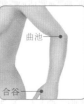
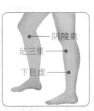

选穴 脾俞至大肠俞、天枢、足三里至下巨虚、阴陵泉。

对急性腹泻可在腘窝、腘窝处放痧，身热加刮曲池至合谷。

刮痧方法 患者取合适体位，找准穴位后，进行常规消毒，然后在所选穴位上均匀涂抹刮痧油或润肤乳，用泻法刮拭。用面刮法或单角刮法先刮背部的脾俞至大肠俞，再用单角刮法刮腹部的天枢、下肢的足三里至下巨虚、阴陵泉。

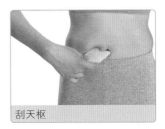
刮天枢

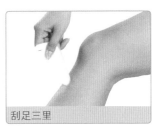
刮足三里

23 老年痴呆症

老年痴呆症即阿尔茨海默病，是指老年程度超过了生理性老化或者过早老化，造成脑功能出现障碍，引起获得性、持续性智能障碍。本病属中医"痴呆""健忘"等范畴。

临床表现

记忆力下降常常是本病的首发症状，也是本病的突出症状。早期从近记忆下降开始，常"说完就忘"，特别是对数字、人名、地名等，最后连亲人也不认识了。

另外，还有计算能力的变慢，复杂的不能完成，逐渐出现计算错误，连简单的也不会计算。在时间和空间有定向障碍，无法准确判断物品的位置，伸手取物时或未达该物而抓空，或伸手过远将物品碰倒。

一些患者还会有语言障碍，所说的话不能让人理解，写信人们无法看懂，不能交谈，甚至出现理解力和判断力下降。不少患者还可能有情感或者行为障碍，表现为坐立不安、多疑、易激动、淡漠、抑郁、焦虑或欣快。可出现妄想、错觉、幻觉，而出现冲动性的伤人、毁物行为。

治疗方法

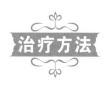
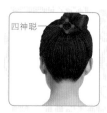
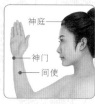
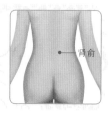

选穴 四神聪、神庭、肾俞、间使、神门。

刮痧方法 患者取合适体位，找准穴位后，进行常规消毒，然后在所选穴位上均匀涂抹刮痧油或润肤乳，以补法刮拭。先用单角刮法刮头部的四神聪（四神聪处有头发覆盖，不需涂刮痧油）、神庭，以皮肤发红为度，再用单角刮法刮背部的肾俞，最后用平面按揉法刮上肢部的间使和神门。背部和四肢部以出痧为度，刮拭时注意用力要轻柔。

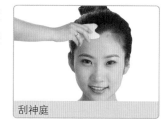
刮神庭

24 甲状腺功能亢进症

甲状腺功能亢进症简称甲亢，是由多种原因引起的甲状腺激素分泌过多所致的一组常见内分泌疾病。

临床表现

主要临床表现为多食、消瘦、畏热、多汗、心悸、激动等，神经和血管兴奋性增强，以及不同程度的甲状腺肿大和眼突、手颤、颈部血管杂音等，严重的可出现甲亢危象、昏迷甚至危及生命。

治疗方法

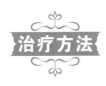 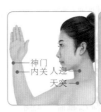 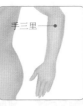 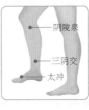 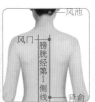

选穴及操作部位 风门、风池、肾俞及膀胱经第1侧线、人迎、阴陵泉、三阴交、天突、内关、神门、手三里、太冲。

刮痧方法 患者取合适体位，找准穴位及操作部位后，进行常规消毒，然后在所选穴位及操作部位上均匀涂抹刮痧油或润肤乳，以泻法刮拭。先用面刮法或角刮法刮拭风门、风池、肾俞及膀胱经第1侧线，再用平刮法刮人迎、阴陵泉、三阴交，最后用角刮法刮拭天突、内关、神门、手三里、太冲。力度以患者感受舒适为度，以刮拭出痧疹为度。

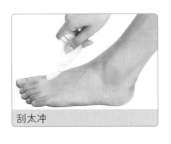

刮太冲

▶ 刮肾俞

25 糖尿病

糖尿病主要由于体内胰岛素分泌减少或是因为身体对胰岛素的需求量过多造成胰岛素不足，从而导致以糖代谢紊乱为主的糖、蛋白质、脂肪代谢紊乱的一种综合病症。

临床表现

不同类型和病期的糖尿病有不同的体征，临床上以高血糖为主要特点，常见症状为多尿、多饮、多食、消瘦等表现，即"三多一少"症状。

①多尿：是指尿量和尿的次数都有所增加，24小时内可有20多次，尿液泡沫多，尿渍发白、发黏。

②多饮：是指尿多之后使体内的水分减少，引起大脑口渴中枢的兴奋而思饮。

③多食：是指血糖不能进入细胞，不能被细胞利用，刺激大脑的饥饿中枢兴奋而多食，且进食后无饱腹感，造成进食次数和进食量都明显增多。

④体重迅速递减：也是糖尿病的主要症状，体内葡萄糖利用减少，脂肪分解增加，蛋白质合成不足，分解加快等，均引起消瘦，如有多尿症状，体内水分的丢失更会加重消瘦症状。

此外，还伴有乏力、感染、皮肤感觉异常等症状。

治疗方法

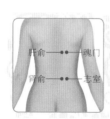 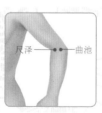 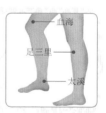

选穴 肝俞至肾俞、魂门至志室、尺泽、曲池、血海、足三里、太溪。

刮痧方法 患者取合适体位，找准穴位后，进行常规消毒，然后在所选穴位上均匀涂抹刮痧油或润肤乳，用补法刮拭。先用角刮法刮背部的肝俞至肾俞、魂门至志室，再用拍打法拍打上肢部的尺泽、曲池，最后用点按法刮血海、足三里、太溪。

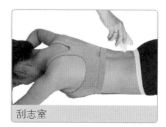
刮志室

26 泌尿系统感染

泌尿系统感染是由细菌直接侵入尿路而引起的炎症。感染可累及上、下泌尿道，因定位困难统称为尿感。

临床表现

临床上分为急性及慢性两种。一般以腰痛、尿频、尿急、尿痛为主要临床特点。患者中小儿比成人多，女性比男性多，且易反复发作。慢性及反复感染者可导致肾损害。

泌尿系统感染常见的临床表现有尿道口红肿、刺痛、灼热、有脓性或黏液性分泌物溢出；有不同程度的尿频、尿急、尿痛等症状；生殖器部位有皮疹、结节、水疱或脓疱、溃疡及疣体；可出现浑身不适、乏力、食欲缺乏、腰骶及会阴部酸胀微痛，严重者有发热症状。

泌尿系统感染还可出现排尿异常，主要是尿频、尿急、尿痛，也会有尿失禁和尿潴留。

治疗方法

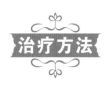
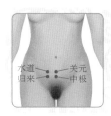
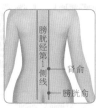
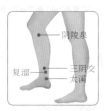

选穴及操作部位 膀胱经第1侧线、两侧肾俞至膀胱俞、关元至中极、双侧水道至归来、双侧阴陵泉至三阴交、双侧复溜至太溪。

刮痧方法 患者取合适体位，找准穴位及操作部位后，进行常规消毒，然后在所选穴位及操作部位上均匀涂抹刮痧油或润肤乳，以泻法刮拭。用面刮法或单角刮法刮拭背部膀胱经第1侧线、两侧肾俞至膀胱俞、腹部关元至中极、双侧水道至归来、双侧阴陵泉至三阴交、双侧复溜至太溪。力度以患者感觉舒适为度，以刮拭出痧疹为度。

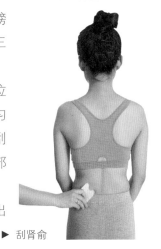

▶ 刮肾俞

27 消化性溃疡

消化性溃疡主要指发生在胃和十二指肠的慢性溃疡，即胃溃疡和十二指肠溃疡。由于溃疡的形成和发展与酸性胃液、胃蛋白酶的消化作用有密切关系，所以称为消化性溃疡。本病属于中医的"胃痛""胃脘痛""心下痛"等范畴。

临床表现

上腹痛为主要症状，可为钝痛、灼痛、胀痛或剧痛，也可仅为饥饿样不适感。胃溃疡患者疼痛多为进食后加重，十二指肠溃疡患者疼痛多为进食后缓解。可见其他胃肠道症状及全身症状，如嗳气、反酸、胸骨后烧灼感、流涎、恶心、呕吐、便秘等。

治疗方法

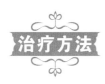
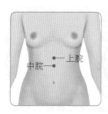
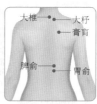
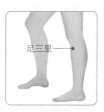

选穴 大椎、大杼、膏肓、脾俞、胃俞、上脘至中脘、足三里。

刮痧方法 患者取合适体位，找准穴位后，进行常规消毒，然后在所选穴位上均匀涂抹刮痧油或润肤乳，以补法刮拭。用面刮法或单角刮法先刮背部大椎、大杼、膏肓、脾俞、胃俞，再刮腹部上脘至中脘，最后刮下肢足三里。以出痧为度，切忌刮时用力要轻柔。

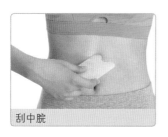

刮中脘

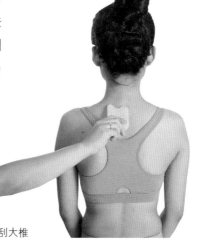

▶ 刮大椎

胃下垂

胃下垂是在直立位时胃下缘位于髂嵴连线以下5厘米，或胃小弯弧线最低点降到髂嵴连线以下的位置，同时伴有胃排空功能障碍的疾病。本病多见于身体瘦长无体力型者，同时可能还伴有肾、肝等内脏下垂。本病在中医中属于"胃缓""中气下陷"范畴。

临床表现

本病多表现为逐渐消瘦，可伴有眩晕、乏力、心悸、失眠、多梦等症状。具体表现为消化系统症状：患者食欲减少，顽固性腹胀，食后症状尤为突出，经常嗳气不止，左腹有下坠感和压迫感，且于食后或行走时加重，平卧时减轻。胃部多有闷痛、隐痛，剧烈疼痛比较少见，患者食欲明显降低，并有畏食、厌食的表现。

患者身体瘦长，皮下脂肪缺乏，肌张力低下，直立时上腹凹陷，下腹膨隆，有明显振水音，腹肌松弛，左下腹触压疼痛明显。少数患者可见肢体多关节松弛。X线检查一般可见胃的位置下降，肌张力低下，蠕动波稀疏，滞留物较多，胃由膨大型变为袋形或其他胃形。

治疗方法

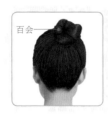
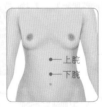
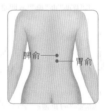

百会　上脘　下脘　脾俞　胃俞

选穴　百会、脾俞、胃俞、下脘至上脘。

刮痧方法　患者取合适体位，找准穴位后，进行常规消毒，然后在所选穴位上均匀涂抹刮痧油或润肤乳，以补法刮拭。用厉刮法刮头部百会（百会处有头发覆盖，不需涂刮痧油）20～30次，至此处皮肤发热为止，然后用单角刮法刮背部脾俞和胃俞，以出痧为度，也可以用点按法刮这两个穴位，最后用面刮法从下至上刮下脘至上脘一段。

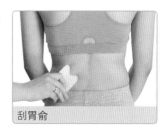

刮胃俞

脂肪肝

脂肪肝是指由于各种原因引起的肝细胞内脂肪堆积过多的病变。

临床表现

轻度脂肪肝无具体症状，所以容易被忽视。约25%以上的脂肪肝患者临床上无症状，一些人仅仅有疲惫感。而罹患脂肪肝的人较胖。

中度脂肪肝患者可有食欲缺乏、疲倦乏力、恶心、呕吐等。肝脏轻度肿大的患者可有触痛感，肝脏质地稍韧、边缘钝、表面光滑，少数患者可有脾肿大和肝掌。当肝内脂肪沉积过多时，可使肝被膜膨胀、肝韧带牵拉，而引起右上腹剧烈疼痛或压痛、发热等。

治疗方法

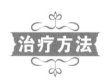
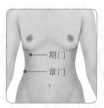
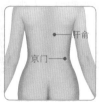
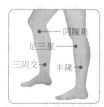

选穴 肝俞、期门、章门、京门、阴陵泉、三阴交、足三里、丰隆。

刮痧方法 患者取合适体位，找准穴位后，进行常规消毒，然后在所选穴位上均匀涂抹刮痧油或润肤乳。先用单角刮法刮背部肝俞，再用单角刮法刮胸腹部期门、章门、京门，最后用面刮法刮下肢阴陵泉、三阴交、足三里、丰隆，以出痧为度，切忌刮时用力要轻柔。也可以用点按法刮章门、期门、肝俞、足三里等穴。

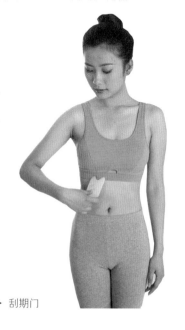

▶ 刮期门

30 胆石症

胆石症是指胆管或胆囊产生胆结石而引起剧烈腹痛、黄疸、发热等症状的一种疾病。胆石症是较为常见的胆道疾病，本病属于"胁痛""黄疸"等病症范畴。

临床表现

急性期

①急性胆囊炎：上腹或右上腹剧烈绞痛，可放射至右肩背部，甚至可诱发心绞痛；可有不同程度的发热；常有恶心、呕吐、腹胀和食欲下降等；可出现不同程度的黄疸。

②急性化脓性胆管炎：典型表现为腹痛、寒战、发热和黄疸。

慢性期

①慢性非结石性胆囊炎：临床表现多不典型，多为右上腹或上腹不同程度的隐痛或刺痛，进食油腻食物或劳累后症状加重。

②慢性结石性胆囊炎：多有反复发作或绞痛史，每于冬秋之交发作较频繁，较大结石有时长期无症状。

慢性胆管炎与胆管结石的临床表现亦不典型，可无症状或类似慢性胆囊炎。

治疗方法

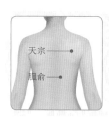
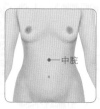
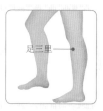

选穴 天宗、胆俞、背部阿是穴（压痛点）、中脘、足三里。

刮痧方法 患者取合适体位，找准穴位后，进行常规消毒，然后在所选穴位上均匀涂抹刮痧油或润肤乳，以泻法刮拭。用单角刮法刮背部天宗、胆俞及背部阿是穴，再刮腹部中脘，最后刮足三里。以出痧为度，切忌刮时用力要轻柔。

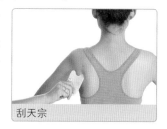

刮天宗

31 便秘

便秘指粪便在肛管内通过困难，运出时间延长，排出次数明显减少，粪质干硬成结，排出困难的病理现象。

有些人数天才排便一次，但无不适感，原则上只要排便无痛苦、通畅，就不能称为便秘。若大便干燥，排出困难，排便后有不适感，甚至腹部胀满、头昏乏力等症状时，无论其大便间隔时间多长，都被看做是便秘。

临床表现

便秘的主要表现是大便次数减少，间隔时间延长，或次数正常但粪质干燥，排出困难，或粪质不干但排出不畅。可伴有腹胀、腹痛、食欲减退、嗳气、反胃等症状。常可在左下腹扪及粪块或痉挛之肠型。

治疗方法

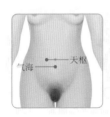
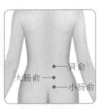
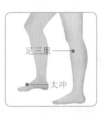

选穴 天枢、气海、肾俞、大肠俞、小肠俞、足三里、太冲。

刮痧方法 患者取合适体位，找准穴位后，进行常规消毒，然后在所选穴位上均匀涂抹刮痧油或润肤乳，以泻法刮拭。用面刮法或单角刮法先刮腹部天枢、气海，然后刮背部肾俞、大肠俞、小肠俞，最后刮下肢部的足三里和足部的太冲。以出痧为度，切忌刮破皮肤。隔日一次。

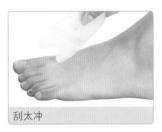
刮太冲

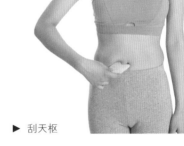
▶ 刮天枢

面神经麻痹

面神经麻痹，俗称"面瘫"，是以面部表情肌运动功能障碍为主要特征的疾病。一般因感染性疾病、吹风、受凉等所致。

临床表现

多数患者往往于清晨洗脸、漱口时突然发现一侧面颊动作不灵、嘴巴歪斜。病侧面部表情肌完全瘫痪者，前额皱纹消失、眼裂扩大、鼻唇沟平坦、口角下垂，露齿时口角向健侧偏歪。病侧不能做皱额、蹙眉、闭目、鼓气和噘嘴等动作。

鼓腮和吹口哨时，因患侧口唇不能闭合而漏气。进食时，食物残渣常滞留于病侧的齿颊间隙内，并常有口水自该侧淌下。由于泪点随下睑内翻，使泪液不能按正常引流而外溢。

治疗方法

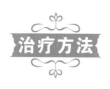
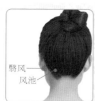
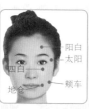
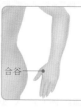
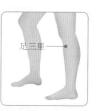

选穴　风池至翳风、阳白、太阳、四白、地仓至颊车、合谷、足三里。

刮痧方法　患者取合适体位，找准穴位后，进行常规消毒，然后在所选穴位上均匀涂抹刮痧油或润肤乳，以补法刮拭。先用厉刮法刮头部风池至翳风，再用单角刮法刮面部阳白、太阳、四白、地仓至颊车，最后用按揉法刮手部合谷。面瘫恢复期以面刮法或单角刮法加刮足三里。

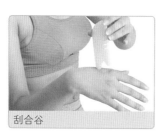
刮合谷

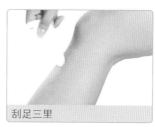
刮足三里

三叉神经痛

33

三叉神经痛是指在三叉神经分布区域内出现的阵发性电击样剧烈疼痛，历时数秒或数分钟，间歇期无症状。本病常发于40岁以上的女性。

临床表现

疼痛部位在三叉神经范围内，一般局限于一侧，多累及一支，以第二、三支最常受累，约占95%。疼痛呈发作性电击样、刀割样、撕裂样剧痛，突发突止。发作间歇期逐渐缩短、疼痛逐渐加重。发作频繁者可影响进食和休息。

发作时可伴有同侧面肌抽搐、面部潮红、流泪和流涎，故又称痛性抽搐。疼痛发作时患者常用手揉搓同侧面部，久而久之面部皮肤变得粗糙、增厚、眉毛脱落，再因不敢吃饭、洗脸、不修边幅，患者往往显得消瘦、面容憔悴、蓬头垢面、情绪抑郁。客观检查多无三叉神经功能缺损表现及其他局限性神经体征，但有时由于面部皮肤粗糙、增厚或已作过封闭治疗，面部痛觉、触觉可有减退。

治疗方法

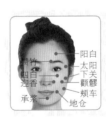
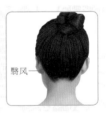

选穴 第一支痛：阳白、太阳、攒竹。第二支痛：下关、四白、颧髎、迎香。第三支痛：地仓、颊车、承浆、翳风。

刮痧方法 根据病变分支的不同选择穴位。患者取合适体位，找准穴位后，进行常规消毒，然后在所选穴位上均匀涂抹刮痧油或润肤乳，以泻法刮拭。用单角刮法或平刮法刮拭选择的穴位，头面部以皮肤发红发热为度，切忌用力过度。

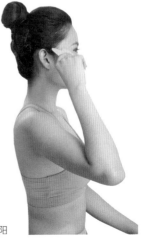

▶ 刮太阳

心慌气短

34

可能很多人都感觉过心慌气短，但到医院检查又无具体的病因。如果排除器质性病变的话，则可能是由于心理压力大、情绪紧张造成的。

很多患者多认为心慌气短忍忍就过去了，其实这种做法很危险，不但会耽误疾病的治疗，还可能导致病情加重，甚至引发一些并发症。另外，心慌气短还可能是由于其他病症引起的，假如不及时治疗的话，有可能诱发心力衰竭、肺水肿、心绞痛、休克、猝死等。

临床表现

心慌是一种常见的临床症状，单纯出现心慌，多见于心律失常。如果心慌的同时伴有尿量减少，下肢水肿，严重的时候水肿遍及全身，夜间不能平卧，一平躺就感到喘不上气，并常感小腹部及右上腹胀痛，且有食欲缺乏，这可能出现了心力衰竭。

常感到心慌，并伴心痛、头晕、夜间失眠、多梦、健忘等，如测量血压发现血压尚正常时，则可能为神经衰弱或自主神经功能紊乱引起。

女性常感心慌，胸闷，全身酸软，无力，面色苍白，结膜苍白，应考虑是否因贫血引起。如有月经过多、痔出血、钩虫病、长期营养不良等病史，就更支持这一诊断了。

儿童或青年人如近几周内患过流行性感冒、高热等，病好了一段时间后，常出现心慌、胸闷、无力，这时要想到是否患了心肌炎(病毒性心肌炎多见)，应及时到医院做心电图等检查。

气短是指呼吸比正常人短促，躁而带粗，气若有所窒，则语言不接续和呼吸勉强。气短有虚实之分，虚多因肺、脾、肾虚所致；实多因痰饮阻滞肺气引起。

治疗方法

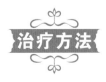
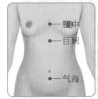
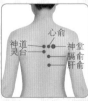
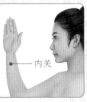
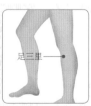

方法一▶

选穴 心俞、神堂、气海、内关、足三里。

刮痧方法 患者取合适体位，找准穴位后，进行常规消毒，然后在所选穴位上均匀涂抹刮痧油或润肤乳，以平补平泻法刮拭。用面刮法或单角刮法刮拭心俞、神堂、气海、内关、足三里。

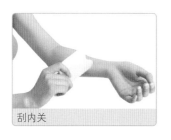
刮内关

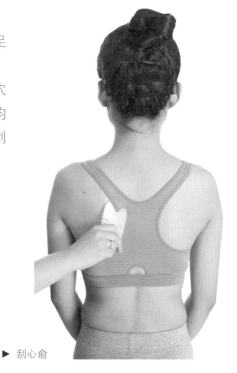
▶ 刮心俞

方法二▶

选穴 膻中至巨阙、神道、灵台、肝俞、膈俞。

刮痧方法 患者取合适体位，找准穴位后，进行常规消毒，然后在所选穴位上均匀涂抹刮痧油或润肤乳，以平补平泻法刮拭。用单角刮法从上至下缓慢刮拭胸部膻中至巨阙，再刮拭背部神道、灵台、肝俞、膈俞。

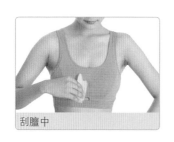
刮膻中

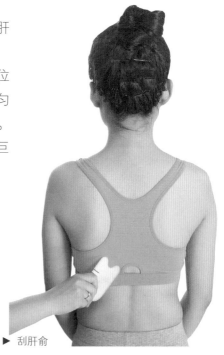
▶ 刮肝俞

35 焦虑症

焦虑症即焦虑障碍，是一种常见的神经症，患者以焦虑情绪反应为主症，同时伴有自主神经功能紊乱。

焦虑症是一种普遍的心理障碍，女性发病率比男性要高。流行病学研究表明城市人口中有4.1%~6.6%的人一生中会得焦虑症，焦虑症的焦虑和担心持续在6个月以上，过度而经常的焦虑就成了神经症性的焦虑症。

临床表现

焦虑症的临床表现可分为病理性焦虑情绪、躯体不适症状和精神运动性不安。

①病理性焦虑情绪：在发作时出现莫名其妙的恐惧、害怕、紧张和不安。有一种期待性的危险感，或者感到某种灾难的降临，甚至有死亡的感受。患者担心自己会失去控制，可能突然昏倒或"发疯"。

②身体不适症状：早期通常伴有心悸、心慌、胸闷、气短、心前区不适或疼痛，心跳和呼吸次数加快，全身疲乏感，生活和工作能力下降，简单的日常家务工作变得困难不堪，无法胜任，如此症状反过来又加重患者的担忧和焦虑。

③精神运动性不安（简称精神性不安）：坐立不安、心神不定、搓手顿足、踱来走去、小动作增多、注意力无法集中、自己也不知道为什么如此惶恐不安。

治疗方法

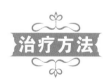
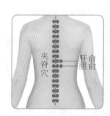
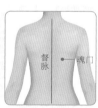
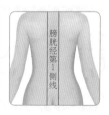

选穴及操作部位 督脉、夹脊、膀胱经第1侧线、肝俞、魂门、胆俞。

刮痧方法 患者取合适体位，找准穴位及操作部位后，进行常规消毒，然后在所选穴位及操作部位上均匀涂抹刮痧油或润肤乳，以平补平泻法刮拭。用面刮法和双角刮法从上至下刮拭中背部肝胆同水平段的督脉、夹脊和膀胱经第1侧线，再用单角刮法刮背部肝俞、魂门、胆俞。

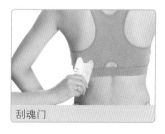
刮魂门

手足冷

36

畏寒怕冷是指人体不是因外在因素而出现比正常人更为畏惧寒冷、手足发凉的症状，可能由贫血、低血压病、甲状腺功能减退症、内分泌失调而导致，但大多数患者主要原因是饮食不当、营养缺乏、衣着不当、缺乏运动。多见于老年人及妇女。

临床表现

中医将手足冷称为厥逆，根据病因又分为寒厥、蛔厥、痰厥、气厥等。

①寒厥：多发生于年老体弱的患者身上，由于他们气血不足，血不能达到四肢末端，温暖末梢，从而出现了手足冰冷。这种人除手足冰冷外，还有面色萎黄，唇舌淡白，小腹发凉。

②蛔厥：是指手足冷是阵发性的，同时还可能伴有腹痛难忍、面色发青等症，但发作后就会恢复如常，这多数是由于蛔虫在肠中窜扰所致。

③痰厥：是指经常胸脘满闷，喉有痰声，甚至晨起呕吐痰水，口黏。中医认为这是痰湿阻滞，胸阳不能宣发的缘故，因为这种原因造成的手足冷称为痰厥。

④气厥：若长期有忧郁的心理，也会出现手足冷，主要是气机失调，使阴阳之气不相顺接的缘故。

治疗方法

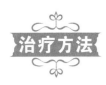

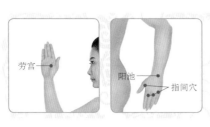

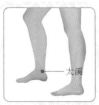

劳宫　阳池　指间穴　太溪

选穴　阳池、劳宫、太溪、指间穴。

刮痧方法　患者取合适体位，找准穴位后，进行常规消毒，然后在所选穴位上均匀涂抹刮痧油或润肤乳，以补法刮拭。用刮痧板凹槽刮拭各手指，从掌指关节刮至指尖，刮至手指发热，再用单角刮法刮拭阳池、劳宫、太溪、指间穴。

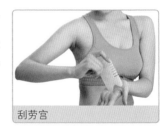

刮劳宫

失眠

失眠又称入睡和维持睡眠障碍，是以睡眠时间不足或质量不高为临床表现且对日常生活造成影响的一种病症。

临床表现

失眠是最常见的睡眠障碍形式，包括入睡困难、难以维持睡眠、睡眠程度浅、经常梦魇、早醒等。医学上失眠分为三类：一是短暂性失眠，通常是持续儿天；二是短期性失眠，通常持续2~3周；三是慢性失眠，持续时间为1个月以上。失眠的时间不等，轻者偶发或者病程小于1个月，严重者可以彻夜难眠并且病程大于6个月，长时间失眠会导致精神不振、反应迟钝、记忆力下降、神经衰弱等疾病。

治疗方法

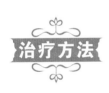
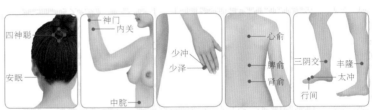

选穴　四神聪、安眠、心俞、脾俞、肾俞、内关、神门、三阴交。

伴口舌生疮加刮少冲、少泽；胸脘胀闷、痰多、性情急躁加刮中脘、丰隆、行间至太冲。

刮痧方法　患者取合适体位，找准穴位后，进行常规消毒，然后在所选穴位上均匀涂抹刮痧油或润肤乳，以平补平泻法刮拭。先用点按法刮头部四神聪（四神聪处有头发覆盖，不需涂刮痧油）、安眠，再用面刮法刮背部心俞、脾俞、肾俞，最后用面刮法刮内关、神门、三阴交，以出痧为度。伴口舌生疮加刮少冲、少泽放痧；胸脘胀闷、痰多、性情急躁以单角刮法或面刮法加刮中脘、丰隆、行间至太冲。

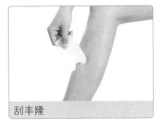
刮丰隆

38 功能性消化不良

功能性消化不良是指有上腹痛、上腹胀、嗳气、食欲缺乏、恶心、呕吐等上腹不适症状，经检查排除了引起这些症状的胃肠道、肝胆及胰腺等器质性疾病的一组临床综合征，可持续发作或者反复发作。

临床表现

功能性消化不良并没有特征性临床表现，主要临床症状有上腹痛、上腹胀、早饱、嗳气、食欲缺乏、恶心、呕吐等。常以某一个或者某一组临床症状为主要症状，但在病程中也有可能有所变化。起病缓慢，经年累月，可能呈持续性和反复性发作。

上腹痛为常见症状，上腹痛多呈不规律性，部分患者腹痛与进食有关，表现为饥饿时加重，进食后缓解，或表现为餐后半个小时到3个小时腹痛持续存在。

早饱、腹胀、嗳气亦为常见症状，可单独出现或以一组症状出现，伴或不伴有腹痛。早饱是指进食后不久即有饱感，以致摄入食物明显减少。上腹胀多发生在餐后，或者呈持续性进餐后加重。一些人还伴有失眠、焦虑、头痛等症。

治疗方法

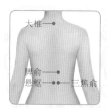
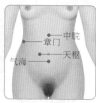
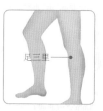

选穴 大椎至悬枢、双侧脾俞至三焦俞、中脘至气海、双侧天枢、双侧章门、双侧足三里。

刮痧方法 患者取合适体位，找准穴位后，进行常规消毒，然后在所选穴位上均匀涂抹刮痧油或润肤乳，以平补平泻法刮拭。用面刮法或单角刮法刮拭背部大椎至悬枢、双侧脾俞至三焦俞，腹部中脘至气海、双侧天枢、双侧章门，下肢双侧足三里，力度以患者感觉舒适为度，以刮拭出痧疹为度。

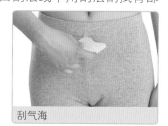
刮气海

39 中暑

中暑是指在高温环境下人体体温调节功能紊乱而引起的中枢神经系统和循环系统功能障碍为主要表现的急性疾病。除了高温、烈日暴晒外，工作强度过大、时间过长、睡眠不足、过度疲劳等均为常见诱因。

临床表现

根据中暑的程度不同可以分为以下三个时期。

①先兆中暑：是指在高温环境下，出现头痛、头晕、口渴、多汗、四肢无力发酸、注意力不集中、动作不协调等症状，体温略有升高。

②轻症中暑：体温一般在38℃以上，除出现头晕、口渴外，往往有面色潮红、大量出汗、皮肤灼热等表现，或出现四肢湿冷、面色苍白、血压下降、脉搏增快等表现。如果及时治疗，可在数小时内恢复。

③重症中暑：是中暑中情况最严重的一种，又可分为热痉挛、热衰竭、日射病和热射病四种，主要表现为剧烈头痛、恶心呕吐、烦躁不安、阵发性痉挛性疼痛、晕厥或神志模糊，严重者可产生脑水肿、肺水肿、心力衰竭等。

治疗方法

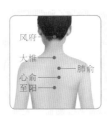
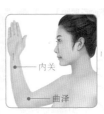
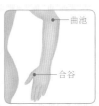

选穴 风府、大椎、大椎至至阳、肺俞至心俞、曲泽至内关、曲池、合谷。

刮痧及放血方法 患者取合适体位，找准穴位后，进行常规消毒，然后在所选穴位上均匀涂抹刮痧油或润肤乳，以泻法刮拭。先用厉刮法刮头部风府，

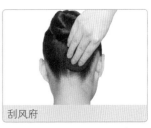
刮风府

再用三棱针点刺背部大椎使之出血，然后用面刮法刮背部大椎至至阳、肺俞至心俞，最后用平面按揉法刮上肢曲泽至内关、曲池、合谷。以局部出现紫红色为度。

40 肺结核

结核病是由结核杆菌引起的慢性传染病，可累及全身多个器官，但以肺结核最为常见。俗称"痨病"，一年四季皆可发生，是青年人容易发生的一种慢性和缓发的传染病。

临床表现

潜伏期4～8周。其中80％发生在肺部，其他部位(颈淋巴、脑膜、腹膜、肠、皮肤、骨骼)也可继发感染。常有低热、乏力等全身症状和咳嗽、咯血等呼吸系统表现。

典型肺结核起病缓渐，病程经过较长，有低热、乏力、食欲缺乏、咳嗽和少量咯血。但多数患者病灶轻微，常无明显症状，经X线检查始被发现，有些患者以突然咯血表现出来。

治疗方法

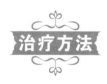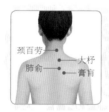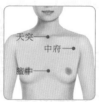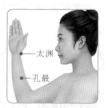

选穴 颈百劳、大杼至肺俞、膏肓、天突至膻中、中府、孔最至太渊。

刮痧方法 患者取合适体位，找准穴位后，进行常规消毒，然后在所选穴位上均匀涂抹刮痧油或润肤乳，以补法刮拭。先用平面按揉法刮拭颈部颈百劳，再用面刮法刮背部大杼至肺俞、膏肓，然后用角刮法刮胸部天突至膻中、中府，最后用面刮法刮拭上肢孔最至太渊。

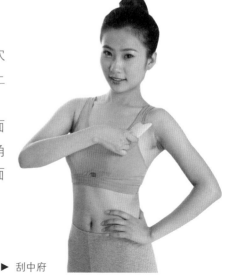

▶ 刮中府

41 胃肠道功能紊乱

胃肠道功能紊乱是以胃肠运动和分泌功能紊乱，而无器质性病变为特征的综合征，可表现为神经性呕吐、神经性嗳气（吞气症）和神经性厌食等。

临床表现

表现为反复发作的连续性嗳气，咽部异物感，两肋和胃脘部胀闷、窜痛，胃内无以言状的不适感，无饥饿感或时而食欲旺盛时而无食欲，打嗝，口干，口苦，胸闷，喜欢出长气，反酸，恶心，呕吐，剑突下灼热感，食后饱胀，上腹不适或疼痛，每遇情绪变化则症状加重。

治疗方法

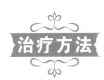 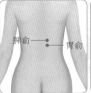 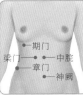 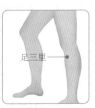

选穴 百会、风池、脾俞、胃俞、期门、章门、梁门、中脘至神阙、足三里。

刮痧方法 患者取合适体位，找准穴位后，进行常规消毒，然后在所选穴位上均匀涂抹刮痧油或润肤乳，以平补平泻法刮拭。先用角刮法刮百会（百会处有头发覆盖，不需涂刮痧油）、风池，再刮脾俞、胃俞，然后再刮期门、章门、梁门、中脘至神阙，最后刮足三里。

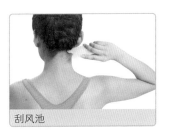

刮风池

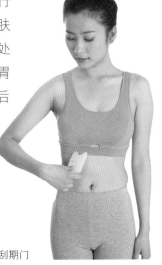

▶ 刮期门

反流性食管炎

反流性食管炎系指由于胃和（或）十二指肠内容物反流入食管，引起食管黏膜的炎症、糜烂、溃疡和纤维化等病变，属于胃食管反流病，俗称"烧心病"，因为正常情况下胃酸只存在于胃中，当反流入食管时灼烧或刺激食管而产生"烧心感"。

本病多发于饭后，经常与慢性胃炎、消化性溃疡或食管裂孔疝等病并存，但也可单独存在。根据症状不同，分别属于中医"吞酸""吐酸""噎证""胸痹"等病证。

临床表现

本病的主要症状为胸骨后烧灼感或疼痛，此症状多发生于饭后1个小时左右，若进食过热过酸可加重此症。烧灼感的严重程度不一定与病变的轻重一致。严重食管炎尤其在瘢痕形成者，可无或仅有轻微烧灼感。另外，本病还伴有反酸、吞咽困难、出血、贫血等症状。

治疗方法

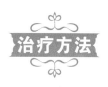
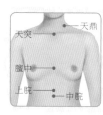
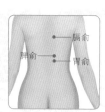
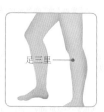

选穴 天鼎、天突至膻中、上脘、中脘、膈俞、脾俞、胃俞、足三里。

刮痧方法 患者取合适体位，找准穴位后，进行常规消毒，然后在所选穴位上均匀涂抹刮痧油或润肤乳，以平补平泻法刮拭。用面刮法或单角刮法先刮颈部天鼎，再刮胸腹部天突至膻中、上脘、中脘，然后刮背部膈俞、脾俞、胃俞，最后刮下肢足三里。

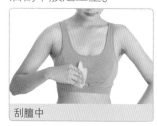
刮膻中

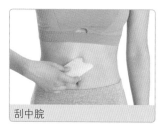
刮中脘

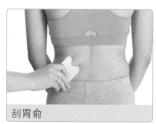
刮胃俞

43 腹泻

腹泻是一种常见症状，是指排便次数明显超过平日习惯的频率，粪质稀薄，水分增加，每日排便量超过200克，或含未消化食物或脓血、黏液。腹泻时经常伴有压迫感、失禁等症状。

临床表现

腹泻可以分为急性腹泻和慢性腹泻两类。急性腹泻发病急剧，病程在2～3周。慢性腹泻指病程在两个月以上或间歇期在2～4周的复发性腹泻。病变位于直肠和（或）乙状结肠的患者多有里急后重，每次排便量少，有时只排出少量气体和黏液。小肠病变的腹泻无里急后重，粪便不成形，可成液状，色较淡，量较多。

治疗方法

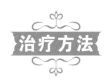
中脘
天枢

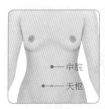
脾俞——胃俞
大肠俞——

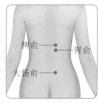

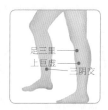
足三里——
上巨虚——
三阴交

选穴 起病急，如水泻样取大肠俞、中脘至天枢、上巨虚；病程较长，大便时溏时泻取脾俞至胃俞、中脘至天枢、足三里、三阴交。

刮痧方法 患者取合适体位，找准穴位后，进行常规消毒，然后在所选穴位上均匀涂抹刮痧油或润肤乳。腹泻起病急，如水泻样，以泻法刮拭，用面刮法或单角刮法刮背部大肠俞，再从腹部中脘刮至天枢，最后刮下肢上巨虚；腹泻病程较长，大便时溏时泻以补法刮拭，用面刮法或单角刮法先刮背部脾俞至胃俞，再从腹部中脘刮至天枢，最后刮下肢三阴交、足三里。

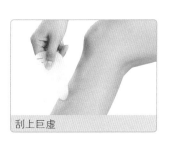
刮上巨虚

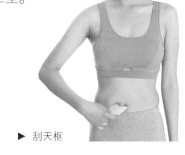
▶ 刮天枢

71

44 炎性肠病

一组病因不明的慢性、反复发作性肠道非特异炎症性疾病，包括溃疡性结肠炎和克罗恩病。一般病因不明，在病理学上有无明显的特征。

临床表现

①克罗恩病：是一种病因未明的肠疾病。病变主要累及回肠末端，其次为结肠、近端回肠和空肠等处，因病变局限且呈节段性分布，故称为节段性肠炎。主要表现是腹痛、腹泻、腹部肿块、肠瘘形成及肠梗阻等症状。

②溃疡性结肠炎：是结肠的一种慢性炎症，病因不明，可累及结肠各段，偶见于回肠。本病病变部位多以直肠、乙状结肠为主。临床上有腹痛、腹泻、便血等症状，病程有时缓解，可持续多年。

治疗方法

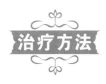 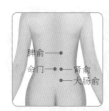 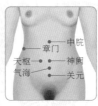 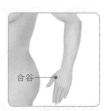

选穴 肾俞、脾俞、命门、大肠俞、中脘至神阙、气海至关元、天枢、章门、合谷。

刮痧方法 患者取合适体位，找准穴位后，进行常规消毒，然后在所选穴位上均匀涂抹刮痧油或润肤乳，以泻法进行刮拭。用平刮法先刮拭背部肾俞、脾俞、命门、大肠俞，再用面刮法刮拭腹部中脘至神阙、气海至关元、天枢、章门，最后用按揉法刮手部合谷。

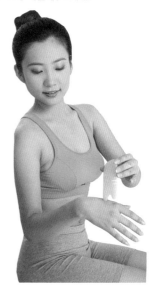

▶ 刮合谷

45 细菌性痢疾

细菌性痢疾简称菌痢，是由痢疾杆菌引起的以腹泻为主要症状的肠道传染病。

临床表现

其主要表现是发热、腹痛、腹泻、里急后重、排脓血样大便，伴有发热。中毒型急性发作时，可出现高热并出现感染性休克症状，有时出现脑水肿和呼吸衰竭。该病呈常年散发，夏秋多见，是我国的多发病之一。

治疗方法

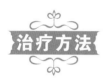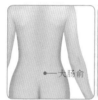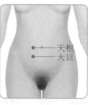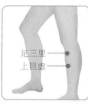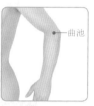

选穴 大肠俞、天枢至大巨、足三里至上巨虚、曲池。

刮痧方法 患者取合适体位，找准穴位后，进行常规消毒，然后在所选穴位上均匀涂抹刮痧油或润肤乳，以泻法刮拭。用面刮法或单角刮法先刮背部大肠俞，再刮腹部天枢至大巨，然后刮下肢足三里至上巨虚，最后刮上肢曲池。

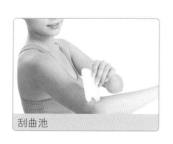

刮曲池

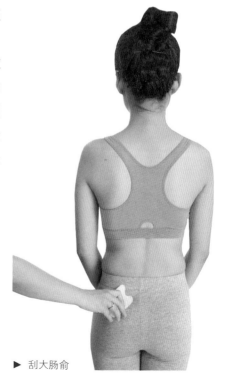

▶ 刮大肠俞

73

46 肠易激综合征

肠易激综合征属于胃肠功能紊乱性疾病，指的是一组包括腹痛、腹胀、排便习惯和大便性状异常、黏液便，持续存在或间歇发作，而又缺乏形态学和生化学异常改变的症候群。本病的发生与精神因素关系密切。

临床表现

本病主要表现在腹泻、腹痛、便秘三个方面。

①腹泻：每日1次或者多次，有时候只在早餐后暴发多次，偶尔也会1日腹泻二十多次。

②腹痛：为本病最常见的症状，多数伴有大便习惯的改变。疼痛部位多见左下腹或右上腹。疼痛性质主诉不一：绞痛、胀痛、剧痛、刺痛、紧缩性痛等皆可有之。疼痛可持续数分钟到几个小时不等。

③便秘：情况较多见，粪便量少，排便困难，每周1～2次，偶有十余天一次者，因而常使用泻药。有时因肛门括约肌收缩，大便呈铅笔样细条状。

此外，还伴有消化系统其他症状，如食后上腹部胀满、厌食、嗳气、恶心等；自主神经功能紊乱的一些症状，如心悸、乏力、嗜睡、多汗、潮热、头痛等；以及一些精神症状，如失眠、焦虑、忧郁等。

治疗方法

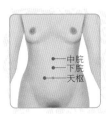
- 中脘
- 下脘
- 天枢

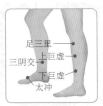
- 足三里
- 上巨虚
- 三阴交
- 下巨虚
- 太冲

选穴 天枢、中脘、下脘、足三里、下巨虚、上巨虚、三阴交、太冲。

刮痧方法 患者取合适体位，找准穴位后，进行常规消毒，然后在所选穴位上均匀涂抹刮痧油或润肤乳，以平补平泻法刮拭。用角刮法先刮腹部天枢、中脘、下脘，再刮下肢足三里、下巨虚、上巨虚、三阴交，最后刮足部太冲。

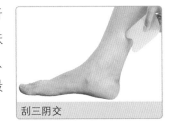
刮三阴交

咳嗽

咳嗽是人体清除呼吸道内分泌物或异物的保护性呼吸反射动作。但咳嗽也有不利的一面，剧烈咳嗽可导致呼吸道出血，如长期、频繁、剧烈咳嗽影响工作、休息，甚至引起喉痛，喑哑和呼吸肌痛，则属病理现象。

临床表现

咳嗽一般是呼吸系统的主要病症，如咳嗽无痰或痰量很少为干咳，常见于急性咽喉炎、支气管炎的初期；急性骤然发生的咳嗽，多见于支气管内异物；长期慢性咳嗽，多见于慢性支气管炎、肺结核等。

治疗方法

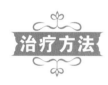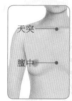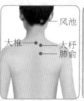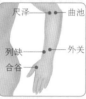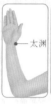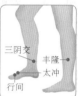

选穴 大椎、大杼、肺俞、尺泽、列缺、太渊、天突、膻中。

恶寒加刮合谷、风池；痰多加刮丰隆、三阴交；发热加曲池、外关；肝火犯肺者加刮太冲至行间。

刮痧方法 患者取合适体位，找准穴位后，进行常规消毒，然后在所选穴位上均匀涂抹刮痧油或润肤乳，以泻法刮拭。用推刮法刮背部大杼、大椎、肺俞，上肢尺泽、列缺、太渊，以局部出现紫红色痧点为佳。用单角刮法刮天突、膻中，以局部出现痧痕为佳。恶寒以面刮法加刮合谷、风池；痰多以面刮法加刮丰隆、三阴交；发热以拍打法加拍曲池、外关；肝火犯肺者以面刮法加刮太冲至行间。

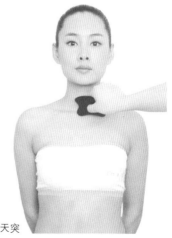

▶ 刮天突

48 血栓闭塞性脉管炎

血栓闭塞性脉管炎简称脉管炎，是一种进行缓慢的、主要累及四肢中小动脉和静脉的血管病变。病理变化为血管壁的阶段性、非化脓性炎症伴腔内血栓形成，管腔阻塞，导致肢体缺血，引起疼痛和肢端坏疽。病程呈周期性发作，病变多在下肢。好发于20～40岁的男性。属于中医"脱疽"范畴。

临床表现

本病的临床特点为患肢缺血、疼痛、间歇性跛行、受累动脉搏动减弱或消失，伴有游走性血栓性浅表静脉炎，严重者可有肢端溃疡或坏死。好发于男性青壮年，女性少见。多在寒冷季节发病，病程迁延，病变常从下肢肢端开始，以后逐渐向足部、小腿发展。单独发生在上肢者很少见，累及脑、心、肾等部位者更少见。

本病起病的时候肢端发凉、怕冷、麻木、酸痛，继而出现间歇性跛行，最后发展为静息痛，尤以夜间为甚。肢端皮肤呈紫红色或苍白色，皮温降低，皮肤干燥，小腿肌肉萎缩，趾或足发生溃疡及干性坏疽，可伴有游走性浅静脉炎，足背动脉和（或）胫后动脉搏动减弱或消失。肢体抬高试验阳性，即平卧抬高患肢时肢体末端苍白、下垂时潮红或发绀。

治疗方法

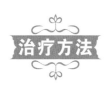
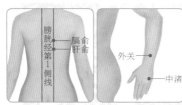
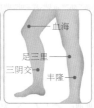
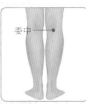

选穴 膀胱经第1侧线，双侧膈俞至肝俞，外关、中渚、血海、三阴交、委中、足三里至丰隆。

刮痧方法 患者取合适体位，找准穴位后，进行常规消毒，然后在所选穴位上均匀涂抹刮痧油或润肤乳，以补法进行刮拭。用面刮法或角刮法刮拭背部膀

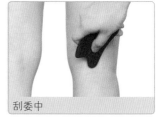
刮委中

胱经第1侧线，双侧膈俞至肝俞，上肢外关、手部中渚，下肢血海、三阴交、委中、足三里至丰隆。力度以患者感受舒适为度，以刮拭出痧疹为度。

偏头痛

偏头痛是血管性头痛，呈现与脉搏一致的搏动性痛或胀痛。患者在低头、咳嗽等时都能加重本病。本病常发于青春期，部分患者有家族史，多因劳累、情绪因素、经期等诱发。

临床表现

本病在发作前一般有视物模糊、肢体麻木等先兆，同时还会伴有神经、精神障碍，是一种可逐渐恶化的疾病。偏头痛先出现一侧头部一跳一跳的疼痛，并逐渐加剧，直到出现恶心、呕吐后，感觉才会有所好转。

据研究显示，偏头痛患者比平常人更容易发生大脑局部损伤，进而引发脑卒中（中风）。其偏头痛的次数越多，大脑受损伤的区域会越大。

治疗方法

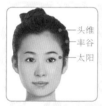

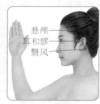

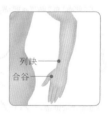

选穴 率谷、耳和髎、悬颅、合谷、列缺、翳风、头维、太阳。

刮痧方法 患者取合适体位，找准穴位后，进行常规消毒，然后在所选穴位上均匀涂抹刮痧油或润肤乳，以泻法进行刮拭。用厉刮法刮头部率谷、耳和髎、悬颅，以局部有灼热感为度；然后用角刮法或面刮法先刮上肢合谷、列缺，以局部出现痧痕为度，再刮头部翳风、头维、太阳。

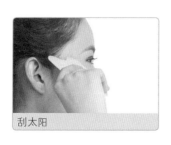

刮太阳

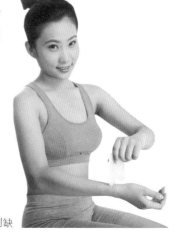

▶ 刮列缺

77

支气管炎

50

支气管炎有急、慢性之分。急性支气管炎是由于病毒和细菌感染、物理和化学因子刺激或变态反应等对气管、支气管黏膜所造成的急性炎症。慢性支气管炎是由于感染或非感染因素引起的气管、支气管黏膜及其周围组织的慢性非特异性炎性变化，黏液分泌增多。

临床表现

①急性气管炎：主要症状是咳嗽，病初为短、干性痛咳。3～4天后，随着渗出物的增加，变为湿、长咳，痛感减轻。咳嗽之后常伴发呕吐。两侧鼻孔流浆液、浆液黏性或黏液脓性鼻液，当咳嗽时，流出量增多。

②慢性支气管炎：以长期顽固性咳嗽为特征。早晚气温较低或饮食刺激时，频频发咳。病初呼吸无变化，以后由于支气管黏膜结缔组织增生变厚，支气管管腔狭窄，则发生呼吸困难。当并发肺气肿时，呼吸极度困难。

治疗方法

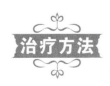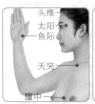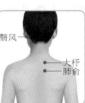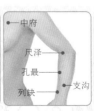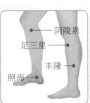

选穴 翳风、头维、太阳、大杼至肺俞、列缺至尺泽、中府。

痰多加刮足三里、丰隆、鱼际、阴陵泉；胸痛加刮天突至膻中；胁痛加刮支沟；咽喉干痒加刮照海；痰中带血加刮孔最。

刮痧方法 患者取合适体位，找准穴位后，进行常规消毒，然后在所选穴位上均匀涂抹刮痧油或润肤乳，急性以泻法刮拭，慢性以补法刮拭。先用点按法刮头部翳风、头维、太阳；再用面刮法刮背部大杼至肺俞、上肢尺泽至列缺、胸部中府。痰多用点按法加刮足三里、丰隆、鱼际、阴

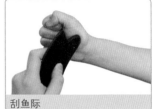
刮鱼际

陵泉；胸痛用单角刮法加刮天突至膻中；胁痛用面刮法加刮支沟；咽喉干痒用面刮法加刮照海；痰中带血用推刮法加刮孔最。

51 支气管哮喘

支气管哮喘简称哮喘，为常见的发作性、肺部过敏性疾病。发作具有明显的季节性。大多在支气管反应性增高的基础上由变应原或其他因素引起不同程度的弥漫性支气管痉挛、黏膜水肿、黏液分泌增多及黏膜纤毛功能障碍等变化。

临床表现

其主要症状有咳嗽、喘息、呼吸困难、胸闷、咳痰等。典型的表现是发作性伴有哮鸣音的呼气性呼吸困难。严重者可被迫采取坐位或呈端坐呼吸，干咳或咳大量白色泡沫痰，甚至出现发绀等，症状可在数分钟内发作。

早期或轻症的患者多数以发作性咳嗽和胸闷为主要表现。这些表现缺乏特征性。哮喘在遇到诱发因素时呈发作性加重。哮喘常在夜间及凌晨发作或加重，多发于秋冬季节。

治疗方法

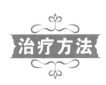
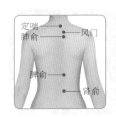
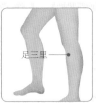
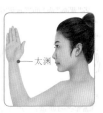

选穴 定喘、风门至肺俞、脾俞至肾俞、太渊、足三里。

刮痧方法 患者取合适体位，找准穴位后，进行常规消毒，然后在所选穴位上均匀涂抹刮痧油或润肤乳，以泻法刮拭。用单角刮法刮拭背部定喘、风门至肺俞、脾俞至肾俞，以出痧为度，也可以用点按法刮定喘、风门至肺俞、脾俞和肾俞；再刮上肢太渊，刮10~20次，至此穴处皮肤发热或出痧为宜。最后刮下肢部足三里，也可用点按法进行刮拭。

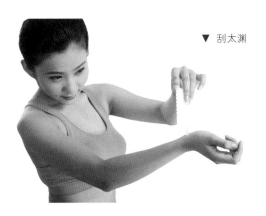

▼ 刮太渊

52 肺炎链球菌肺炎

肺炎是指终末气道、肺泡和肺间质的炎症。肺炎链球菌肺炎是肺炎链球菌所引起的肺炎，约占社区获得性肺炎的2/3。

肺炎球菌肺炎一般四季可见，但以冬季最多。本病最常见于儿童和老人，以及患有免疫力缺乏症或机体免疫功能低下的人群。本病属中医"咳嗽""肺闭""风温""冬温"等病症范畴。

临床表现

肺炎球菌性肺炎之前常有上呼吸道感染。通常以突发短期寒战开始。接着会发热，呼吸时患侧疼痛，呼吸困难，咳痰。

疼痛可呈放射性，当病变在下叶时，会疑为腹腔内脏毒感染，如胰腺炎。体温迅速上升至38~40.5℃，脉搏通常达100~140次/分，呼吸加快到20~45次/分，同时还可能伴有恶心、呕吐、周身不适或者肌肉疼痛，咳嗽一开始的时候可能无痰，但一般逐渐变成带脓性血丝或"铁锈"痰液。

治疗方法

 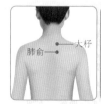 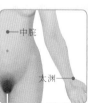 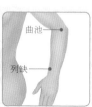 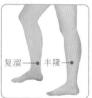

选穴 大杼、肺俞、中脘、曲池、列缺、太渊、丰隆、复溜。

刮痧方法 患者取合适体位，找准穴位后，进行常规消毒，然后在所选穴位上均匀涂抹刮痧油或润肤乳，以泻法刮拭。先刮背部的大杼、肺俞，再刮腹部的中脘，然后刮拭上肢的曲池、列缺、太渊，最后刮拭下肢丰隆、复溜，以出痧为度。

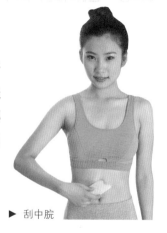

▶ 刮中脘

53 冠心病

冠心病全称为冠状动脉粥样硬化性心脏病，是指冠状动脉粥样硬化导致的心肌缺血、缺氧而引起的心脏病。本病多发于40岁以上的男性。

临床表现

冠心病可以分为五大类无症状性心肌缺血、心绞痛、心肌梗死、缺血性心脏病、猝死。

①无症状：无临床症状，心电图仅有缺血的表现，不易发现。

②心绞痛：胸骨后有压榨感、闷胀感，伴随明显的焦虑，持续3~5分钟，常发散到左侧臂部、肩部、下颌、咽喉部、背部，也可放射到右臂。

③心肌梗死：由于冠状动脉闭塞，导致心肌急性缺血而坏死，表现为剧烈的胸痛，此病是由于心肌一时供血不足引起。

④缺血性心脏病：心绞痛症状消失或从未发现，却出现心力衰竭的表现，还有部分患者直接表现为心力衰竭和心律失常。

⑤猝死：在急性症状出现后6小时内发生心脏骤停所致。主要由于缺血造成心肌细胞电生理活动异常，而发生严重心律失常导致。

治疗方法

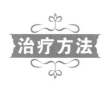
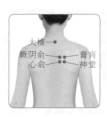
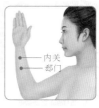

选穴 大椎、膏肓、神堂、心俞、厥阴俞、郄门、内关。

刮痧方法 患者取合适体位，找准穴位后，进行常规消毒，然后在所选穴位上均匀涂抹刮痧油或润肤乳，以平补平泻法刮拭。先用单角刮法刮背部大椎、膏肓、神堂、心俞及厥阴俞，以出痧为度，也可用点按法刮心俞与厥阴俞；再用单角刮法刮上肢郄门、内关，刮20~30次，至此穴处皮肤发热为宜，切忌刮时用力要轻柔。

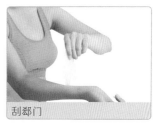

刮郄门

54 心律失常

心律失常指心律起源部位、心搏频率与节律以及冲动传导等的异常，患者自觉心悸、心慌，甚则不能自主的一种疾病。心律失常可见于多种器质性心脏病或单纯性心功能障碍。常见的心律失常有窦性心动过速、窦性心动过缓、病态窦房结综合征、房室传导阻滞等。

临床表现

其临床表现是一种突然发生的规律或不规律的心悸、胸痛、眩晕、心前区不适感、憋闷、气急、手足发凉和晕厥，甚至神志不清。有少部分心律失常患者可无症状，仅有心电图改变。

治疗方法

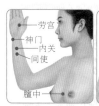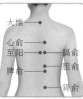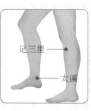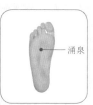

选穴 大椎至至阳、心俞至胆俞、内关、神门、膻中。

心惊胆怯加刮间使、胆俞；气短乏力加刮膈俞、脾俞、足三里；面赤腰膝酸软加刮肾俞、太溪、涌泉、劳宫。

刮痧方法 患者取合适体位，找准穴位后，进行常规消毒，然后在所选穴位上均匀涂抹刮痧油或润肤乳，用平补平泻法刮拭。先用面刮法刮背部大椎至至阳、心俞至胆俞，以出痧为度，也可以用点按法刮心俞、至阳；再用单角刮法刮拭上肢内关、神门，

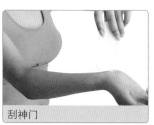
刮神门

刮10～20次，至此穴处皮肤发热为宜；最后用单角刮法刮拭膻中，由上到下刮15～25次，至此穴处皮肤发热或出痧为度，用力轻柔，不可刮破皮肤。心惊胆怯用单角刮法加刮间使、胆俞；气短乏力用面刮法加刮膈俞、脾俞、足三里；面赤腰膝酸软用面刮法加刮肾俞、太溪、涌泉、劳宫。

食欲缺乏

食欲缺乏是指进食的欲望降低。完全的不思进食则称厌食。食欲缺乏见于急性胃炎、慢性胃炎、胃癌、肺结核、尿毒症等。食欲缺乏是儿童或者成年人都可能会遇到的问题，有的是因为疾病导致食欲缺乏，没胃口，更多的食欲缺乏是亚健康的一种症状，由很多原因造成。

小贴士

生理性食欲缺乏一般发生在情绪不佳、睡眠不足、疲倦、食物单调的时候，持续的时间较短，当以上原因消除后，会很快恢复食欲。但若是近期忽然出现没有原因且持续时间较长的食欲缺乏，就应该提高警惕，这类食欲缺乏多是一些疾病的早期信号。

治疗方法

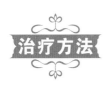
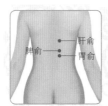
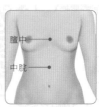
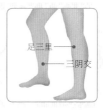

选穴 肝俞、脾俞、胃俞、膻中、中脘、足三里、三阴交。

刮痧方法 患者取合适体位，找准穴位后，进行常规消毒，然后在所选穴位上均匀涂抹刮痧油或润肤乳，以平补平泻法。先用单角刮法或面刮法刮背部的肝俞、脾俞和胃俞，再用单角刮法刮胸腹部的膻中和中脘，最后用单角刮法刮下肢部的足三里和三阴交，以出痧为度，也可以用点按法刮中脘、足三里等穴，切忌刮时用力要轻柔。

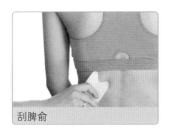
刮脾俞

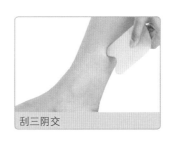
刮三阴交

慢性肝炎

56

　　肝炎没有得到及时的治疗，就会发展成慢性肝炎。慢性肝炎可分成两大类：一种是慢性迁延性肝炎，一种是慢性活动性肝炎。不管是哪一种，都可能破坏肝细胞。由于肝细胞遭受长期不断的破坏，到最后仍可能变成肝硬化。因此，应当积极配合治疗。

临床表现

　　本病的显著特点就是四肢无力，全身疲乏困倦，懒动思睡，精神不振，食欲缺乏，舌苔薄白，脉虚弱。同时还伴有胁痛和腹胀，疼痛常因情志变动而增减，嗳气脘闷。

治疗方法

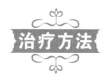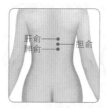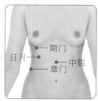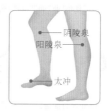

　　选穴　肝俞、胆俞、脾俞、期门、日月、章门、中脘、阴陵泉、阳陵泉、太冲。

　　刮痧方法　患者取合适体位，找准穴位后，进行常规消毒，然后在所选穴位上均匀涂抹刮痧油或润肤乳。先用补法以面刮法刮背部肝俞、胆俞、脾俞，再用平补平泻法以平刮法或单角刮法刮拭腹部期门、日月、章门、中脘，最后用泻法以面刮法刮拭下肢阴陵泉、阳陵泉、太冲。

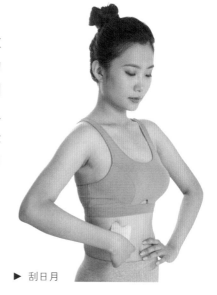

▶ 刮日月

57 肝硬化

肝硬化是一种以肝组织弥漫性纤维化、假小叶和再生结节形成为特征的慢性肝病。

临床表现

临床上早期由于肝脏功能代偿较强，可无明显症状，有乏力、食欲减退、消化不良、恶心、呕吐、右上腹隐痛和腹泻等症状。其中以乏力和食欲减退出现较早，且较突出。上述症状多呈间歇性，因劳累或伴发病而出现，经休息后可缓解。全身状况一般无异常，体征不明显，肝脏不肿大或轻度肿大，部分患者伴脾肿大，并可出现蜘蛛痣和肝掌。肝功能检查多在正常范围内或有轻度异常。

后期则有肝脏功能失代偿期，内脏多处受损，以肝功能损害和门脉高压为主要表现，常伴有食欲减退、疲倦乏力、腹泻腹胀、神经精神症状等，并常出现消化道出血，肝性脑病、继发感染等严重并发症。

治疗方法

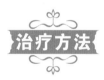
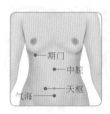
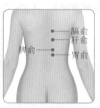
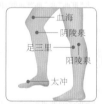

选穴 膈俞、肝俞、脾俞、胃俞、期门、中脘、天枢、气海、血海、足三里、阴陵泉、阳陵泉、太冲。

刮痧方法 患者取合适体位，找准穴位后，进行常规消毒，然后在所选穴位上均匀涂抹刮痧油或润肤乳，以补法刮拭。用单角刮法先刮背部膈俞、肝俞、脾俞、胃俞，然后刮拭胸腹部期门、中脘、天枢、气海，最后刮拭下肢血海、足三里、阴陵泉、阳陵泉、太冲。

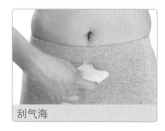
刮气海

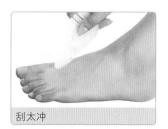
刮太冲

颈椎病

58

颈椎病又称颈椎综合征，是颈椎骨关节炎、增生性颈椎炎、颈神经根综合征、颈椎间盘脱出症的总称，是一种以退行性病理改变为基础的疾患。

临床表现

本病的临床表现是头颈、肩背、手臂酸痛，脖子僵硬，活动受到限制。颈部和肩部的疼痛可以放射到头部和上肢，有的还可能伴随头晕，重者可能伴有呕吐，少数患者可能眩晕、猝倒。当颈椎病累及交感神经时可出现头晕、头痛、视物模糊、眼胀、眼干、睁眼不开、耳鸣、平衡失调、心动过速、心慌、胸部紧束感，有的甚至出现胃肠胀气等症状，一般伴有失眠、烦躁、忧郁等症。

治疗方法

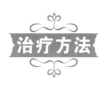
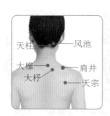
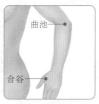

选穴 风池至肩井、天柱、大椎、大杼、天宗、曲池、合谷。

刮痧方法 患者取合适体位，找准穴位后，进行常规消毒，然后在所选穴位上均匀涂抹刮痧油或润肤乳，以泻法进行刮拭。先用点按法刮肩背部风池至肩井，再用角刮法刮背部的天柱、大椎、大杼和天宗，最后用平面按揉法刮上肢部的曲池和合谷。

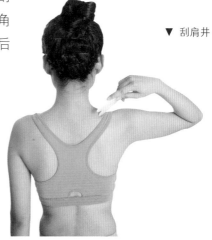

▼ 刮肩井

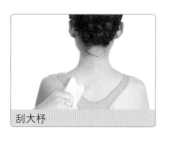

刮大杼

慢性阑尾炎

慢性阑尾炎是指阑尾急性炎症消退后而遗留的阑尾慢性炎症病变，比如管壁纤维结缔组织增生、管腔狭窄或闭塞、阑尾扭曲、与周围组织粘连等。

临床表现

①腹部疼痛：多数患者在饱餐、运动、劳累、受凉和长期站立后诱发腹痛发生。病程中可能有急性阑尾炎的发作。

②胃肠道反应：患者常有轻重不等的消化不良、食欲下降。

③腹部压痛：压痛主要位于右下腹部。

治疗方法

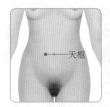
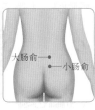
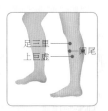

选穴 大肠俞至小肠俞、天枢、足三里至上巨虚、阑尾穴。

刮痧方法 患者取合适体位，找准穴位后，进行常规消毒，然后在所选穴位上均匀涂抹刮痧油或润肤乳，以泻法刮拭。用面刮法或单角刮法先刮背部大肠俞至小肠俞，再刮腹部天枢，最后刮下肢足三里至上巨虚、阑尾穴。

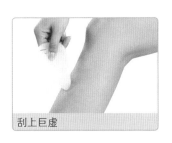

刮上巨虚

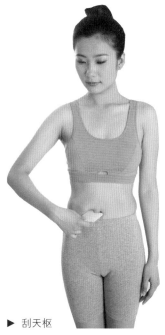

▶ 刮天枢

60 脱肛

脱肛也称直肠脱垂，指肛管直肠外翻而脱垂于肛门外，多由于气虚下陷、长时间腹泻不愈、久病卧床伤气、大便干结所致。特点是直肠黏膜及直肠脱出肛门外，伴肛门松弛。

临床表现

脱出为本病的主要症状。轻者排便时直肠黏膜脱出，便后可自行还纳；日久逐步发展为直肠全层脱出，除大便时脱出外，甚至咳嗽、行走、下蹲也脱出，须用手推回或卧床休息后方能回纳。如脱出未即时还纳，直肠黏膜充血水肿，出血或糜烂。可伴有肛周皮肤潮湿瘙痒、腰骶及腹部坠胀酸痛。脱出时间稍长，没有及时复位，可造成嵌顿，黏膜由粉红色变为暗紫色，甚至糜烂坏死、肿胀疼痛，体温升高，排尿不畅，里急后重，肛门坠胀疼痛。按照脱肛的程度又可分三种。

①Ⅰ度：直肠黏膜脱出，淡红色，长2~5厘米。不易出血，便后可自然回复。

②Ⅱ度：直肠全层脱出，长5~9厘米，呈圆锥形，淡红色，表面为环状而有层次的黏膜皱襞，触之较厚，有弹性，便后需用手帮助回复，常伴发肛门松弛。

③Ⅲ度：直肠及部分乙状结肠脱出，长达10厘米以上，呈圆柱形、较浅的环状皱襞，括约肌松弛无力。

治疗方法

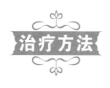
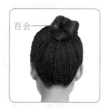
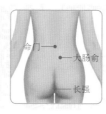
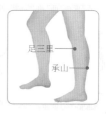

选穴 百会、命门至长强、大肠俞、承山、足三里。

刮痧方法 患者取合适体位，找准穴位后，进行常规消毒，然后在所选穴位上均匀涂抹刮痧油或润肤乳，以泻法刮拭。先用点按法刮头部百会（百会处有头发覆盖，不需涂刮痧油），再用面刮法刮拭腰部命门至长强、大肠俞，最后用角刮法刮下肢承山、足三里。

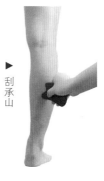

刮承山

61 痔

痔，又称痔病，是人体直肠末端黏膜下和肛管皮肤下静脉丛发生扩张和屈曲所形成的柔软静脉团，多见于经常站立者和久坐者。痔包括内痔、外痔还有混合痔，是一种常见的慢性疾病，男女均可得此病，女性的发病率为67%，男性的发病率为53.9%；任何年龄都可发病，其中20～40岁的人较为多见，故有"十人九痔"之说。

临床表现

大便的时候会看到流血、滴血或者粪便中带有血液或者脓血，多数是由痔引起的；肛裂的出血呈鲜红色，伴有肛门剧痛；大便带血，血色暗红或大便色黑暗，那是消化道出血所致；排便时有肿物脱出肛门，伴有肛门潮湿或有黏液，多数是内痔脱出或直肠黏膜脱出。

如果肛门有肿块，疼痛激烈，肿块表面色暗，呈圆形，可能是血栓性外痔；肛门肿块伴局部发热疼痛，是肛周脓肿的症状；触诊肛门有条索状物，并有少量脓液自溃口出，是肛瘘的表现。

治疗方法

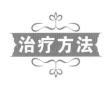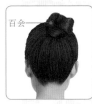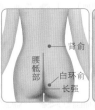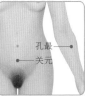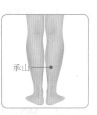

选穴及操作部位 百会、肾俞、白环俞、长强、腰骶部、孔最、承山、关元。

刮痧方法 患者取合适体位，找准穴位及操作部位后，进行常规消毒，然后在所选穴位及操作部位上均匀涂抹刮痧油或润肤乳，以泻法刮拭。用面刮法或角刮法刮头部百会（百会处有头发覆盖，不需涂抹刮痧油），背部肾俞、白环俞、长强和腰骶部；再刮手臂孔最，下肢承山；最后刮腹部关元。

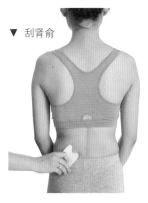
▼ 刮肾俞

肋软骨炎

肋软骨炎是指胸肋软骨与肋骨交界处非炎症性的肿胀疼痛。本病发病原因不明，多认为与劳损或者外伤有关，一般发于上臂长期持重的劳动者，好发于20～30岁的女性。

临床表现

发病有急有缓，急性者可骤然发病，感胸部刺痛、跳痛或酸痛；隐袭者则发病缓慢，在不知不觉中肋骨与肋软骨交界处呈弓状，肿胀、钝痛，有时放射至肩背部、腋部、颈胸部，有时胸闷憋气，休息或侧卧时疼痛缓解，深呼吸、咳嗽、平卧、挺胸与疲劳后疼痛加重。

治疗方法

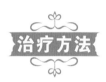
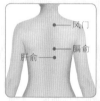
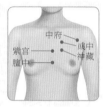
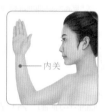

选穴 风门、膈俞、肝俞、中府、彧中、神藏、紫宫、膻中、内关。

刮痧方法 患者取合适体位，找准穴位后，进行常规消毒，然后在所选穴位上均匀涂抹刮痧油或润肤乳，以补法刮拭。用单角刮法或面刮法刮背部风门、膈俞、肝俞，然后再刮胸部中府、彧中、神藏、紫宫、膻中，最后刮拭上肢内关。

◀ 刮膻中

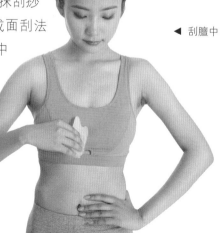

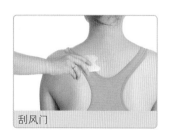
刮风门

背肌筋膜炎

63

背肌筋膜炎是指肌肉、筋膜等软组织因急性损伤、感受风寒及劳累等，引起的背部疼痛，伴有肌痉挛、压痛、板滞以及活动功能障碍、神经功能紊乱等综合症状。

本病多是因为身体不良的姿势，使得背部肌肉或者黏膜处于伸展状态，假如一直处于这种状态，易造成血液循环减慢，出现疲劳，产生炎症。

如果背部软组织急性损伤没有得到及时救治或治疗不及时，也可能出现恶性循环，产生不适感。中医认为背肌筋膜炎属于"背部伤筋""痹证"范畴。

临床表现

本病的临床表现为背部酸痛不适，发凉。背部疼痛以酸痛、钝痛、锐痛、胀痛为主，轻重不等。少数患者疼痛剧烈，难以忍受，伴有重物压迫感，可牵涉颈项部。

如气血亏虚者，背部隐痛，酸困无力，日轻夜重，时痛时止。伴有四肢乏力，心慌气短，易出汗、口渴、五心烦热。舌淡，苔薄白，脉沉细。

若气滞血瘀者，背部胀痛、刺痛，痛无休止，胸闷不适，性情急躁、易怒，上腹胀满，日轻夜重，晨起稍活动症状缓解。

治疗方法

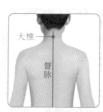

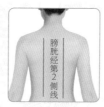

选穴及操作部位 大椎、督脉、上背部膀胱经第2侧线、阿是穴。

刮痧方法 患者取合适体位，找准穴位及操作部位后，进行常规消毒，然后在所选穴位及操作部位上均匀涂抹刮痧油或润肤乳，以泻法刮拭。用角刮法先刮大椎及督脉、上背部膀胱经第2侧线，再刮肩背部阿是穴。

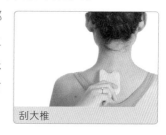

刮大椎

64 膝关节骨性关节炎

膝关节骨性关节炎是指由于膝关节软骨变性、骨质增生而引起的一种慢性骨关节疾患，又称为膝关节增生性关节炎、退行性关节炎及骨性关节病等。

临床表现

本病多发生于中老年人，也可发生于青年人；可单侧发病，也可双侧发病。膝关节疼痛和发僵，早晨起床时较明显，活动后减轻，活动多时又加重，休息后症状缓解。后期疼痛持续，关节活动明显受限，股四头肌萎缩，关节积液，甚至出现畸形和关节内游离体。

膝关节骨性关节炎分为原发性和继发性两种。原发性者是由于关节软骨变性和关节遭受慢性损伤而致，肥胖和遗传因素等也有一定的影响，多发生于中老年人。继发性者是由于膝部外伤、劳损、慢性炎症以及膝内、外翻畸形等所致，如胫骨平台骨折、髌骨骨折或脱位、关节软骨损伤、半月板损伤、髌骨软化症等，多发生于青壮年。

治疗方法

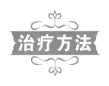 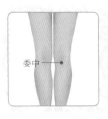 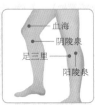 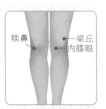

选穴 委中、阳陵泉、阴陵泉、足三里、梁丘、血海、内膝眼、犊鼻。

刮痧方法 患者取合适体位，找准穴位后，进行常规消毒，然后在所选穴位上均匀涂抹刮痧油或润肤乳，以补法为主，兼并泻法。用面刮法或单角刮法先刮下肢委中、阳陵泉、阴陵泉、足三里，再刮下肢梁丘、血海、内膝眼、犊鼻。

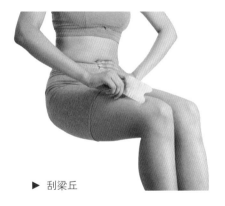

▶ 刮梁丘

风湿性关节炎

风湿性关节炎是一种常见的急性或慢性结缔组织炎症，可反复发作，临床上以关节和肌肉游走性酸楚、疼痛为特征。

临床表现

风湿性关节炎为风湿热的一种，多为急性。其主要表现为轻度或者中度发热，游走性多关节炎，受累关节多为膝、踝、肩、肘、腕等大关节，常见由一个关节转移至另一个关节，病变局部呈现红、肿、灼热、剧痛。

部分患者也有几个关节同时发病的，不典型的患者仅有关节疼痛而无其他炎症表现，急性炎症一般于2～4周消退。不留后遗症，但常反复发作。若风湿活动影响心脏，则可发生心肌炎，甚至遗留心脏瓣膜病变。

治疗方法

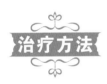
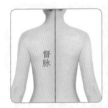
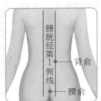

选穴及操作部位 督脉及膀胱经第1侧线、腰俞、肾俞、肘关节阿是穴、膝关节阿是穴。

刮痧方法 患者取合适体位，找准穴位及操作部位后，进行常规消毒，然后在所选穴位及操作部位上均匀涂抹刮痧油或润肤乳，以泻法刮拭。用推刮法刮督脉及膀胱经第1侧线，背部腰俞、肾俞；再用面刮法刮肘关节阿是穴、膝关节阿是穴。

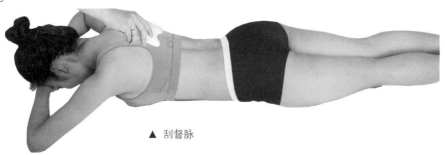

▲ 刮督脉

腓肠肌痉挛

66

腓肠肌痉挛俗称小腿抽筋、脚转筋，是痛性痉挛中最常见的一种，其特点是腓肠肌突然发作的强直性痛性痉挛、牵掣，痛如扭转，持续数十秒至数分钟或更久，其痛楚难以名状。

临床表现

起病较为突然，发作的时候小腿痉挛、僵硬、疼痛，无法屈伸，在夜间加重，轻者猛伸下肢、足跟用力向下蹬或按摩后方可缓解，重者反复发作，下肢轻度肿胀、恶寒喜热、头晕身倦。现代医学认为本病发生是由于寒冷刺激、负重攀登、温差幅度大、血钙下降补充不及时等导致。

治疗方法

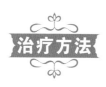
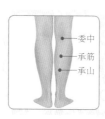
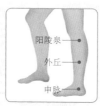

选穴 委中、承筋、承山、阳陵泉、外丘、申脉。

刮痧方法 患者取合适体位，找准穴位后，进行常规消毒，然后在所选穴位上均匀涂抹刮痧油或润肤乳，以平补平泻法进行刮拭。先用面刮法或单角刮法刮下肢委中、承筋、承山、阳陵泉、外丘，最后用垂直按揉法刮申脉。

▶ 刮阳陵泉

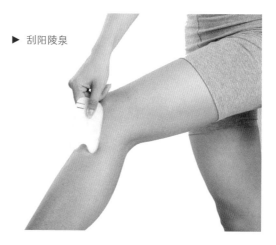

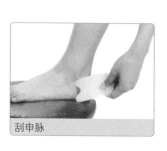
刮申脉

腰椎骨质增生

腰椎骨质增生一般多见于中老年，与椎体间关节软骨的退行性病变有关。随着年龄的增长，新陈代谢逐渐缓慢，骨骼细胞的营养供应也减缓，其生理功能逐渐衰退，椎间盘中主要起支撑作用的纤维失去水分及弹性，造成椎间隙变窄，导致纤维环抱着的髓核突出，将后纵韧带的骨膜顶起，其下产生新骨，即腰椎骨质增生。

脊椎局部受压也是引起骨质增生的一个重要原因，在腰椎椎体边缘较为常见。

临床表现

腰椎骨质增生以第3、第4腰椎最为常见。临床上常出现腰椎及腰部软组织酸痛、胀痛、僵硬与疲乏感，甚至弯腰受限。如邻近神经根受压，可引起相应的症状，出现局部疼痛、发僵、麻木等。如压迫坐骨神经可引起坐骨神经炎，出现患肢剧烈麻痛、灼痛、抽痛、窜痛，向下肢放射。

治疗方法

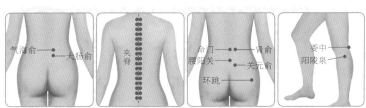

选穴 第1~5腰椎夹脊、肾俞、气海俞、大肠俞、关元俞、腰阳关、命门、环跳、委中、阳陵泉。

刮痧方法 患者取合适体位，找准穴位后，进行常规消毒，然后在所选穴位上均匀涂抹刮痧油或润肤乳，以平补平泻法。用双角刮法刮背部第1~5腰椎夹脊，然后用面刮法刮背部肾俞、气海俞、大肠俞、关元俞、腰阳关、命门，再用单角刮法刮臀部的环跳，最后用面刮法刮拭下肢的委中和阳陵泉。

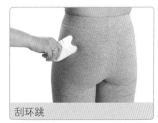

刮环跳

68 梨状肌综合征

梨状肌综合征是引起急慢性坐骨神经痛的常见疾病。梨状肌综合征是由梨状肌的解剖变异、外伤、劳损、感染等因素导致的梨状肌充血、水肿、肥大、痉挛、挛缩、变性从而刺激、压迫坐骨神经及其营养血管引起的一系列症状。

临床表现

其主要症状是臀部、大转子和大腿后侧疼痛、麻木，当晚上平卧，长期坐位，或起身站立、举重物、弯腰时疼痛加重，某些患者可出现跛行，部分患者存在由大腿后外侧到踝关节的放射痛和坐骨神经分布区的感觉异常。

治疗方法

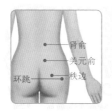
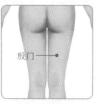

选穴 肾俞、关元俞、环跳、秩边、殷门、阿是穴。

刮痧方法 患者取合适体位，找准穴位后，进行常规消毒，然后在所选穴位上均匀涂抹刮痧油或润肤乳，以泻法刮拭。用单角刮法或面刮法先刮背部肾俞、关元俞，再刮环跳、秩边、殷门，手法应重一些，最后刮拭阿是穴。

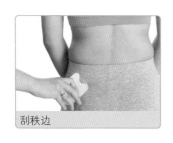
刮秩边

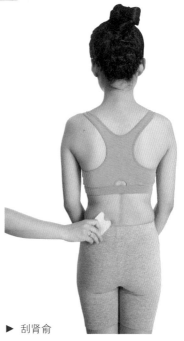
▶ 刮肾俞

股外侧皮神经炎

69

股外侧皮神经炎又称感觉异常性股痛，是由于股外侧皮神经受损而产生的大腿前外侧皮肤感觉异常及疼痛的综合征，是皮神经炎中最常见的一种。本病是由无菌性炎症、神经受压或外伤等，引起股外侧皮神经末梢代谢障碍，血供受限而发病。多见于较肥胖的中青年男性。

临床表现

其主要症状是在大腿前外侧面出现疼痛、麻木、烧灼感、针刺感。常为单侧性，局部有痛觉和触觉的减退，无肌肉萎缩，无膝反射改变，在体力劳动、劳累后或站立、行走过久时症状可加重，休息后症状可缓解。本病常数年不愈，症状时轻时重。

治疗方法

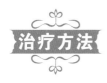

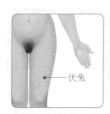
伏兔

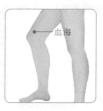
血海

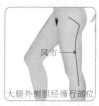
风市
大腿外侧胆经循行部位

选穴及操作部位　阿是穴、风市、血海、伏兔、大腿外侧胆经循行部位。

刮痧方法　患者取合适体位，找准穴位及操作部位后，进行常规消毒，然后在所选穴位及操作部位上均匀涂抹刮痧油或润肤乳，以泻法刮拭。用面刮法或单角刮法先刮阿是穴，再刮下肢风市、血海、伏兔，最后刮拭大腿外侧胆经循行部位，以出现痧痕为度。

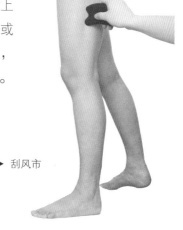
▶ 刮风市

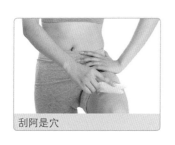
刮阿是穴

70 落枕

落枕，又称"失枕""失颈"，是颈部常见的软组织损伤，为急性单纯性颈项部疼痛，患者活动受限。本病多是由于睡眠姿势不当、枕头过高或者过低等原因所致。

临床表现

落枕的临床表现为晨起突感颈后部，上背部疼痛不适，以一侧为多，或有两侧俱痛者，或一侧重，一侧轻。多数患者可能会想到是由于夜晚睡觉姿势欠佳所致。检查时颈部肌肉有触痛，浅层肌肉有痉挛、僵硬，摸起来有"条索感"，并由于疼痛使颈项活动欠利，不能自由旋转，严重者俯仰也有困难，甚至头部强直于异常位置，使头偏向病侧。

治疗方法

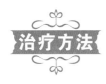
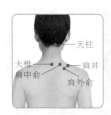
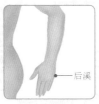
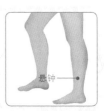

选穴 大椎、天柱至肩井、肩井至肩外俞、肩中俞、后溪、悬钟。

刮痧方法 患者取合适体位，找准穴位后，进行常规消毒，然后在所选穴位上均匀涂抹刮痧油或润肤乳，以泻法刮拭。用面刮法或单角刮法先刮肩部大椎、天柱至肩井，再刮肩部肩井至肩外俞、肩中俞，然后刮手部后溪，最后刮下肢悬钟。

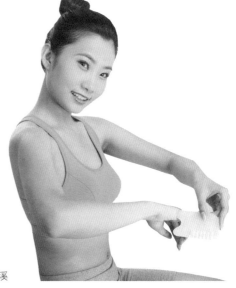

▶ 刮后溪

关节疼痛

关节疼痛并不是一种病而是一种症状，关节疼痛经常被人们所忽视，并武断地认为这是关节炎。日常生活中，多数关节疼痛并不是由外伤所引起。关节长时间受凉和巨大的温差是导致关节疼痛的主要原因。尤其在秋天，冷暖交替之际，低温或巨大的温差会导致肌肉和血管收缩，引起关节疼痛。

临床表现

通常早上起床或久坐、站立时会感到关节僵硬、疼痛明显，活动后，症状可减轻；但活动过多时，疼痛又会更加明显。遇到天气变化，会感觉膝盖特别酸痛，给予热敷后症状会减轻。

治疗方法

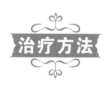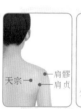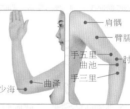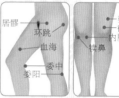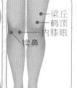

选穴 根据关节的不同，选取的穴位也不同。

肩关节：天宗、肩贞、肩髎、肩髃、臂臑。

肘关节：手五里、肘髎、曲池、手三里、曲泽、少海。

髋关节：环跳、居髎。

膝关节：血海、梁丘、鹤顶、内膝眼、犊鼻、委中、委阳。

刮痧方法 患者取合适体位，找准穴位后，进行常规消毒，然后在所选穴位上均匀涂抹刮痧油或润肤乳，以补法刮拭。用单角刮法或面刮法进行刮拭，刮10～20次，至穴处皮肤发热或出现痧痕为宜。动作要求连续，遇到关节处要抬起避过，切忌刮破皮肤。

▼ 刮肩髃

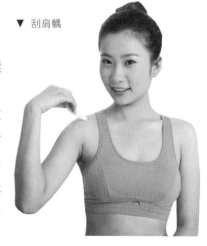

72 急性腰扭伤

急性腰扭伤又称为"闪腰"，是指腰部的肌肉、筋膜、韧带、椎间小关节、腰骶关节或骶髂关节因过度扭曲或牵拉超过腰部正常活动范围所致的急性损伤。本病多发于青壮年，一般是由于超负荷体重、姿势不正确或者动作不协调、突然失足、猛然提起重物等。本病属于"腰痛"范畴。

临床表现

患者有搬抬重物史，有的患者主诉听到清脆的响声。伤后重者疼痛剧烈，当即不能活动；轻者尚能工作，但休息后或次日疼痛加重，甚至不能起床。检查时见患者腰部僵硬，腰前凸消失，可有脊柱侧弯及骶棘肌痉挛。在损伤部位可找到明显压痛点。

治疗方法

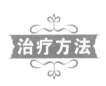
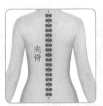
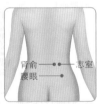
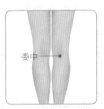

选穴 阿是穴、夹脊、肾俞、志室、腰眼、委中。

刮痧方法 患者取俯卧位，找准穴位后，进行常规消毒，然后在所选穴位上均匀涂抹刮痧油或润肤乳，以泻法进行刮拭。先用面刮法刮扭伤局部的阿是穴（腰背部压痛点）和背部夹脊，再用单角刮法或平刮法刮背部肾俞、志室和腰眼，最后用单角刮法刮下肢部的委中。

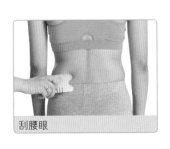
刮腰眼

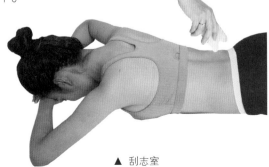
▲ 刮志室

73 腰肌劳损

由于腰部的腰背肌纤维、筋膜等软组织的慢性损伤，而产生腰部疼痛的，称为腰肌劳损，中医称"腰筋劳伤"。

临床表现

腰肌劳损是慢性腰痛中最常见的一种疾病，主要症状为长期反复发作的腰部酸痛或者胀痛，适当活动和经常改变体位时减轻，活动过度又加重，弯腰过久则疼痛加重，直腰困难。阴雨天和潮湿、寒冷气候时可使症状加重。腰部外形及活动多无异常。X线检查多无异常所见，少数可见骨质增生或脊柱畸形。

治疗方法

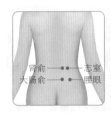
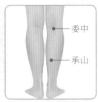

选穴 肾俞、志室、腰眼、大肠俞、委中、承山。

刮痧方法 患者取合适体位，找准穴位后，进行常规消毒，然后在所选穴位上均匀涂抹刮痧油或润肤乳，以补法刮拭。用单角刮法或面刮法先刮背部的肾俞、志室、大肠俞和腰眼，再刮下肢部的委中和承山。

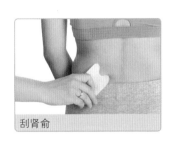
刮肾俞

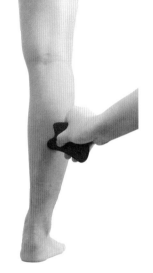
▶ 刮承山

74 腰椎间盘突出症

腰椎间盘突出症是指腰椎间盘及腰椎骨退行性变而压迫其周围的神经、血管及其他组织引起一系列症状的综合征。多发于壮年体力劳动者，男性多于女性，20～50岁占90％以上。约70％的患者有腰部受伤史。

临床表现

该病多因强力举重及扭闪所致。轻者腰痛，经休息后可缓解，再遇轻度外伤仍可复发或加重。重者腰痛，并向大腿后侧、小腿后外侧及足外侧放射，转动、咳嗽、打喷嚏时加剧，腰肌痉挛，脊柱出现侧弯。

治疗方法

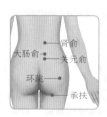
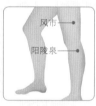
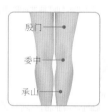

选穴　肾俞、大肠俞、关元俞、环跳、风市、阳陵泉、承扶、殷门、委中、承山。

刮痧方法　患者取合适体位，找准穴位后，进行常规消毒，然后在所选穴位上均匀涂抹刮痧油或润肤乳，以平补平泻法刮拭。用面刮法或单角刮法先刮背部肾俞、大肠俞和关元俞，再刮环跳、风市、阳陵泉、承扶、殷门、委中、承山。

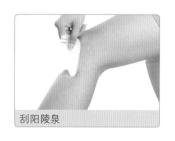
刮阳陵泉

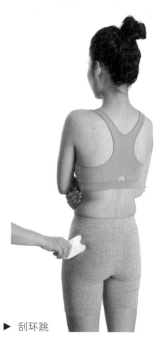
▶ 刮环跳

75 肩关节周围炎

肩关节周围炎，俗称"五十肩"，是肩周、肌腱、滑囊和关节囊等软组织的慢性炎症。肩关节周围炎是一种中老年人的常见病，女性多于男性，多见于体力劳动者。

临床表现

主要表现为肩关节疼痛及关节僵直。疼痛有阵发性的，也有持续性的，严重者一碰触就痛，甚至半夜会痛醒，一部分患者可向颈、耳、前臂或手放射，肩部可有压痛。由于肩部上、下、左、右活动受到不同程度的限制，病情严重的患者，连刷牙、洗脸、梳头、脱衣等都有一定困难。

治疗方法

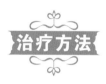
肩髃

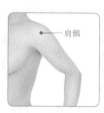
天宗 —— 肩髎

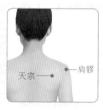
合谷

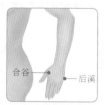
后溪

选穴 肩髃、肩髎、阿是穴（痛点）、天宗、后溪、合谷。

刮痧方法 患者取合适体位，找准穴位后，进行常规消毒，然后在所选穴位上均匀涂抹刮痧油或润肤乳，以泻法刮拭。先用单角刮法刮背部肩髃、肩髎，再用推刮法刮背部阿是穴（痛点），最后用单角刮法刮背部天宗、手部后溪和合谷。也可用单角刮法刮拭阿是穴，以患者能耐受为度。

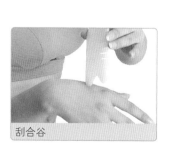
刮合谷

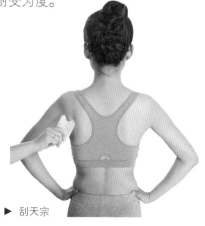
▶ 刮天宗

76 丹毒

丹毒是一种累及真皮浅层淋巴管的感染，多发于下肢和面部。本病易复发，复发时症状往往较轻。婴儿多与腹部、脐部感染有关。愈后遗留有色素沉着。

临床表现

起病较急，局部出现界限清楚之片状红疹，颜色鲜红，并稍隆起，压之褪色。皮肤表面紧张炽热，迅速向四周蔓延，有烧灼样痛，皮损表面可出现水疱，自觉灼热疼痛，可伴发淋巴管炎及淋巴结炎，多见于颜面及小腿部，面部损害发病前常有鼻前庭炎或外耳道炎。

治疗方法

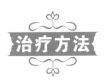
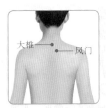
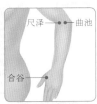
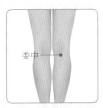

选穴 阿是穴、大椎、风门、曲池、尺泽、合谷、委中。

刮痧方法 患者取合适体位，找准穴位后，进行常规消毒，然后在所选穴位上均匀涂抹刮痧油或润肤乳，以泻法刮拭。用面刮法或单角刮法先刮颈部大椎，再刮背部风门，上肢曲池、尺泽，手部合谷，最后刮下肢委中，阿是穴放痧。

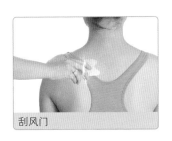
刮风门

▶ 刮合谷

颞颌关节紊乱症

颞颌关节紊乱症是以颞颌关节在咀嚼运动时疼痛、开口或闭口时发生杂音或弹响、张口度受限为主要表现的综合症候群，好发于青壮年，以20~30岁患病最高。

临床表现

本病的主要表现是局部酸胀或疼痛、弹响和运动障碍。疼痛部位可在关节区或关节周围；并可伴有轻重不等的压痛。关节酸胀或疼痛尤以咀嚼及张口时明显。此外，还可伴有颞部疼痛、头晕、耳鸣等症状，多数属关节功能失调，预后良好；但极少数病例也可发生器质性改变。

治疗方法

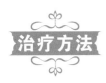 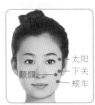 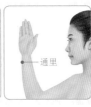 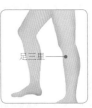

选穴　下关、颧髎、颊车、太阳、合谷、通里、足三里。

刮痧方法　患者取合适体位，找准穴位后，进行常规消毒，然后在所选穴位上均匀涂抹刮痧油或润肤乳，以泻法刮拭。用面刮法或单角刮法先刮面部下关、颧髎、颊车、太阳，再刮合谷、通里，最后刮下肢足三里。

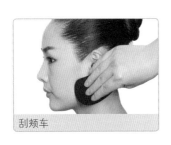

刮颊车

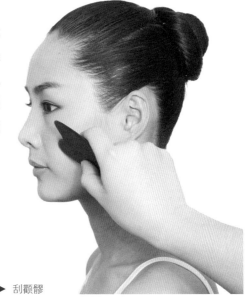

▶ 刮颧髎

下肢静脉曲张

78

下肢静脉曲张是指下肢浅表静脉发生扩张、延长、弯曲成团状，晚期可并发慢性溃疡病变。本病多发于中年，或者从事长期负重和站立工作的工作者。下肢静脉曲张是静脉系统最重要的疾病，也是四肢血管疾患中最常见的疾病之一。

中医认为，本病乃因先天禀赋不足，筋脉薄弱，加之久行久立，过度劳累，进一步损伤筋脉，以致经脉不和，气血运行不畅，血壅于下，瘀血阻滞脉络扩张充盈，日久交错盘曲而成。

临床表现

患肢常感酸、沉、胀、痛、易疲劳、乏力。患肢浅静脉隆起、扩张、变曲，甚至迂曲或呈团块状，站立时更明显。在踝部、足背可出现轻微的水肿，严重者小腿下段亦可有轻度水肿。同时还伴有并发症：皮肤变薄，脱屑，瘙痒，色素沉着，湿疹样皮炎和溃疡形成；静脉曲张处疼痛，出现红肿硬结节和条索状物，有压痛等。

治疗方法

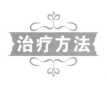
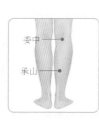
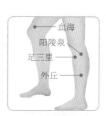

委中　承山　血海　阳陵泉　足三里　外丘

选穴　委中至承山、外丘至阳陵泉、足三里、血海、阿是穴（静脉曲张处）。

刮痧方法　患者取合适体位，找准穴位后，进行常规消毒，然后在所选穴位上均匀涂抹刮痧油或润肤乳，以泻法进行刮拭。用单角刮法先刮下肢委中至承山，再刮下肢外丘至阳陵泉，然后刮下肢足三里、血海，最后从上而下刮阿是穴（静脉曲张处）。

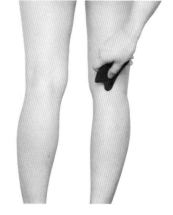

▶ 刮委中至承山

足跟痛

足跟痛是由于足跟的关节、筋膜等处病变引起的疾病。久立或者久走者易患此病。

中医学认为，足跟痛多为肝肾阴虚、痰湿、血热等所致。肝主筋、肾主骨，肝肾亏虚，筋骨失养，复感风寒湿邪或慢性劳损便导致经络瘀滞，气血运行受阻，使筋骨肌肉失养而发病。

临床表现

足跟一侧或两侧疼痛，不红不肿，行走不便。常见为跖筋膜炎，表现为跖筋膜纤维断裂及修复过程中，在跟骨下方偏内侧的筋膜附着处骨质增生及压痛，侧位X线片显示跟骨骨刺。但是有骨刺不一定有足跟痛，跖筋膜炎不一定有骨刺。

治疗方法

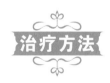
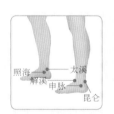

选穴 照海、昆仑、解溪、太溪、申脉、阿是穴。

刮痧方法 患者取合适体位，找准穴位后，进行常规消毒，然后在所选穴位上均匀涂抹刮痧油或润肤乳，以补法刮拭。用单角刮法先刮足部照海，再刮足部昆仑、解溪、太溪、申脉、阿是穴。

▶ 刮太溪

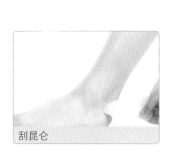

刮昆仑

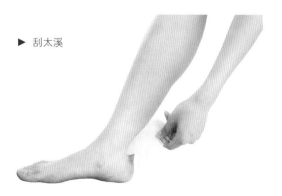

80 胆道蛔虫症

胆道蛔虫症是肠道蛔虫病中最严重的一种并发症。多见于6～8岁学龄儿童、农民和妊娠晚期孕妇。它是由各种原因引起肠道蛔虫运动活跃，并钻入胆道而出现急性上腹痛或胆道感染。

临床表现

起病急骤，突感右上腹剧烈疼痛，主要在右上腹剑突旁有小范围压痛区，不发作时压痛点仍存在。并发症发生后，压痛范围增大且出现腹肌紧张，伴有发热不能安卧，弯腰翻滚，哭闹出汗，面色苍白或涨红，精神不好，食欲缺乏，有时呕吐，偶吐蛔虫。

间歇期疼痛基本消失，或只有上腹部微痛，短时间后再次发作剧烈疼痛，发作与间歇无规律，与蛔虫活动有直接关系。蛔虫死在胆道内或退出胆道则疼痛逐渐消失。

若治疗措施跟不上，可出现不同程度的脱水和酸中毒，甚至危及生命。

治疗方法

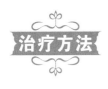
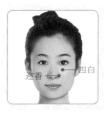
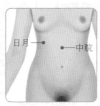
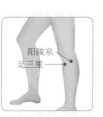

选穴 迎香、四白、日月、中脘、阳陵泉、足三里。

刮痧方法 患者取合适体位，找准穴位后，进行常规消毒，然后在所选穴位上均匀涂抹刮痧油或润肤乳，用泻法进行刮拭。先用点按法刮头部迎香、四白，再用面刮法刮腹部日月、中脘以及下肢阳陵泉、足三里。

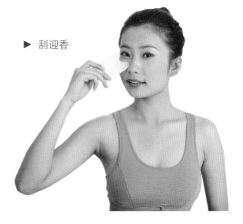

▶ 刮迎香

81 网球肘

网球肘是因网球运动员易患此病而得名，又称为肱骨外上髁炎。本病是因急慢性损伤而致的肱骨外上髁周围软组织的无菌性炎症。

此病并非网球运动员所有，家庭主妇、木工等长期反复活动也易得此病。本病属中医"伤筋""筋痹"等范畴。

临床表现

本病属慢性病，患者自己感觉肘部关节上方活动疼痛，疼痛的时候可能向上或者向下放射，感觉酸胀不适，不愿活动。手不能用力握物，握锹、提壶、拧毛巾、打毛衣等运动可使疼痛加重。一般在肱骨外上髁处有局限性压痛点，有时压痛可向下放散，有时甚至在伸肌腱上也有轻度压痛及活动痛。

局部没有红肿，肘关节弯曲或者伸直不受影响，但前臂活动可能会疼痛。严重者手指伸直、伸腕或执筷动作时即可引起疼痛。患肢在屈肘、前臂旋后位时伸肌群处于松弛状态，因而疼痛缓解。有少数患者在阴雨天时自觉疼痛加重。

治疗方法

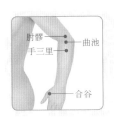

肘髎　　曲池
手三里

合谷

选穴　阿是穴（痛点）、曲池、肘髎、手三里、合谷。

刮痧方法　患者取合适体位，找准穴位后，进行常规消毒，然后在所选穴位上均匀涂抹刮痧油或润肤乳，以泻法刮拭。用面刮法或单角刮法先刮上肢阿是穴（痛点），再刮上肢曲池、肘髎、手三里及手部合谷。还可以用点按法点按压痛点。

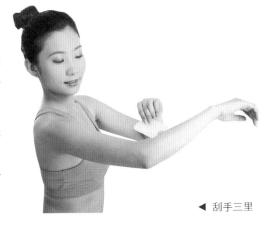

◀ 刮手三里

109

82 踝关节扭伤

踝关节是人体中负重较大的关节，踝关节扭伤也是较为常见的关节扭伤。关节扭伤是指在外力的作用下，关节骤然向一侧活动而超过其正常活动度时，引起关节周围软组织（如关节囊、韧带、肌腱等）发生撕裂伤。踝关节扭伤临床上以外踝部韧带损伤多见，急性扭伤会立即出现疼痛、肿胀、活动受限等症状。

临床表现

踝关节扭伤主要有外侧韧带损伤与内侧韧带损伤两种。

①外侧韧带损伤：是由足部强力内翻引起，因为外踝较内踝长以及外侧韧带薄弱，使足内翻活动度较大，临床上外侧韧带损伤较为常见。

其临床表现是踝外侧疼痛、肿胀、走路跛行；有时可见皮下瘀血；外侧韧带部位有压痛；足内翻时，引起外侧韧带部位疼痛加剧。外侧韧带完全断裂较少见，局部症状更明显。由于失去外侧韧带的控制，可出现异常内翻活动度。有时外踝有小片骨质连同韧带撕脱，叫撕脱性骨折。

②内侧韧带损伤：是由足部强力外翻引起，较少发生。其临床表现与外侧韧带损伤相似，但位置和方向相反。表现为内侧韧带部位疼痛、肿胀、压痛，足外翻时，引起内侧韧带部位疼痛，也可有撕脱性骨折。

治疗方法

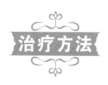

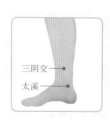

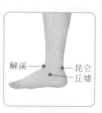

选穴 三阴交、太溪、解溪、昆仑、丘墟、阿是穴（痛点）。

刮痧方法 患者取合适体位，找准穴位后，进行常规消毒，然后在所选穴位上均匀涂抹刮痧油或润肤乳，以平补平泻法刮拭。用单角刮法先刮三阴交、太溪，再刮解溪、昆仑、丘墟和阿是穴（痛点）。

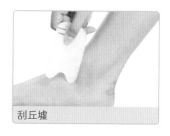

刮丘墟

83 坐骨神经痛

坐骨神经痛是指沿坐骨神经分布区域的疼痛。主要表现为腰臀部、大腿后侧、小腿后外侧及足背外侧的疼痛，是多种疾病引起的一种症状。

临床表现

本病有根性坐骨神经痛和干性坐骨神经痛两类。

①根性坐骨神经痛：引起此病的原因不同，最常见的是腰椎间盘突出症，常在用力、弯腰或剧烈活动等诱因下，急性或亚急性起病。具体表现为疼痛常自腰部向一侧臀部、大腿后窝、小腿外侧及足部放射，呈烧灼样或刀割样疼痛，咳嗽及用力时疼痛可加剧，夜间更甚。患肢小腿外侧和足背常有麻木及感觉减退。

②干性坐骨神经痛：引起此病的原因也不同。疼痛常从臀部向股后、小腿后外侧及足外侧放射。行走、活动及牵引坐骨神经时疼痛加重。脊椎侧弯多弯向患侧以减轻对坐骨神经干的牵拉。

治疗方法

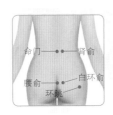
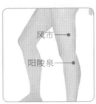
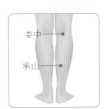

选穴 阿是穴（痛点）、命门、腰俞、肾俞、白环俞、环跳、风市、阳陵泉、委中、承山。

刮痧方法 患者取合适体位，找准穴位后，进行常规消毒，然后在所选穴位上均匀涂抹刮痧油或润肤乳，以泻法进行刮拭。用面刮法或单角刮法先刮背部阿是穴（痛点），再刮背部命门、腰俞、肾俞、白环俞，最后刮环跳、风市、阳陵泉、委中、承山。

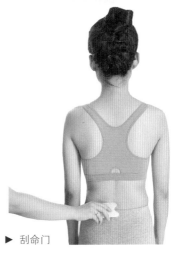

▶ 刮命门

84 疔疮

疔疮又名疔，好发于颜面、四肢，是以形小根深、坚硬如钉，肿痛灼热，反应剧烈，易于走黄、损筋伤骨为主要表现的疮疡。

临床表现

该病初起状如粟粒，色或黄或紫，或起脓水疱、脓疱，根结坚硬如钉，自觉麻痒而疼痛轻微，继则红肿灼热，疼痛增剧，多有寒热。如见壮热烦躁，眩晕呕吐，神志昏聩者，为疔疮内攻之象，称为"疔疮走黄"；如发生于四肢，患处有红丝上窜的，名为"红丝疔"。

治疗方法

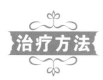
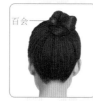
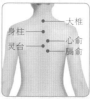
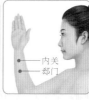
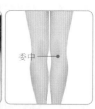

选穴　百会、大椎、身柱至灵台、心俞至膈俞、阿是穴。

上肢有疔疮者加郄门至内关；下肢有疔疮者加双侧委中。

刮痧方法　患者取合适体位，找准穴位后，进行常规消毒，然后在所选穴位上均匀涂抹刮痧油或润肤乳，以泻法刮拭。先用点按法刮头部百会（百会处有头发覆盖，不需涂抹刮痧油）、背部大椎，再用单角刮法刮拭背部身柱至灵台，然后用面刮法刮背部心俞至膈俞，最后用面刮法刮拭阿是穴。上肢有疔疮者用面刮法加刮郄门至内关；下肢有疔疮者用面刮法加刮双侧委中。

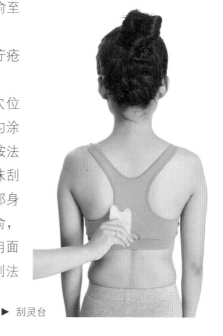

▶ 刮灵台

85 颈部淋巴结结核

颈部淋巴结结核中医称为"瘰疬"，结核杆菌大多经扁桃体、龋齿侵入，少数继发于肺或支气管的结核病变。此病在人体抵抗能力低下时易发生。病期1~3个月，多见于儿童和青年人。

临床表现

颈部一侧或两侧有多个大小不等的肿大淋巴结，一般位于胸锁乳突肌的前、后缘。初期，肿大的淋巴结较硬、无痛、可推动。病变继续发展，发生淋巴结周围炎，使淋巴结与皮肤和周围组织发生粘连；各个淋巴结也可相互粘连，融合成团。晚期，淋巴结发生干酪样坏死、液化，形成寒性脓肿。脓肿破溃后，流出豆渣样或稀米汤样脓液，最后形成一经久不愈的窦道或慢性溃疡；溃疡边缘皮肤暗红、潜行，肉芽组织苍白、水肿。

上述不同阶段的病变，可同时出现于同一患者的各个淋巴结。患者抗病能力增强和经过恰当治疗后，淋巴结的结核病变可停止发展而钙化。

颈部淋巴结结核与其他部位的结核感染一样，有盗汗、咳嗽、食欲差、乏力、低热（多在下午、傍晚低热）、手足心热、贫血、烦躁、鼻出血等，但症状不一定齐全。如合并肠系膜淋巴结结核，可有大便干或稀、五更泻、腹痛腹胀等症状。由于感染结核菌可进一步降低机体免疫功能，所以患者常合并复发感染或过敏性疾病。

治疗方法

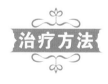
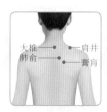
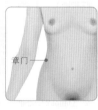
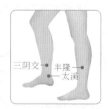

选穴　大椎、肺俞、膏肓、章门、肩井、丰隆、三阴交、太溪。

刮痧方法　患者取合适体位，找准穴位后，进行常规消毒，然后在所选穴位上均匀涂抹刮痧油或润肤乳，以平补平泻法刮拭。用面刮法或单角刮法先刮拭背部大椎、肺俞、膏肓，再刮章门、肩井，最后刮丰隆、三阴交、太溪。

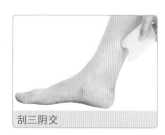

刮三阴交

86 尿潴留

膀胱内积有大量的尿液不能排出，称之为尿潴留。引起尿潴留的原因很多，一般分为阻塞性和非阻塞性两种。阻塞性尿潴留的原因有前列腺肥大、尿道狭窄、膀胱或尿道结石、肿瘤等疾病，阻塞了膀胱颈或尿道而发生尿潴留。非阻塞性尿潴留即膀胱和尿道并无器质性病变，尿潴留是由排尿功能障碍引起的。

临床表现

急性尿潴留 忽然短时间内尿液膨胀，膀胱迅速膨胀而成为无张力膀胱，下腹胀感并膨隆，尿意急迫，而不能自行排尿。

慢性尿潴留 慢性尿潴留是由膀胱颈以下梗阻性病变引起的排尿困难发展而来。由于持久而严重的梗阻，膀胱逼尿肌初期可增厚，后期可变薄，黏膜表面小梁增生，小室及假性憩室形成，膀胱代偿功能不全，残余尿量逐渐增加，可出现假性尿失禁。

治疗方法

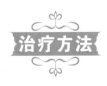 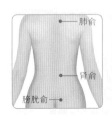 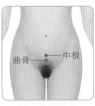 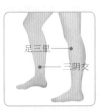

选穴 肺俞、肾俞、膀胱俞、中极、曲骨、足三里、三阴交。

刮痧方法 患者取合适体位，找准穴位后，进行常规消毒，然后在所选穴位上均匀涂抹刮痧油或润肤乳，以补法刮拭。用单角刮法或面刮法轻刮背部肺俞、肾俞、膀胱俞，再刮腹部中极、曲骨，最后刮下肢足三里、三阴交。

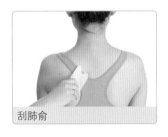
刮肺俞

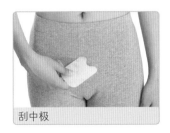
刮中极

87 骨质疏松症

骨质疏松症是一种低骨量和骨组织微结构破坏为特征，导致骨骼脆性增加和易发生骨折的全身性疾病。随着年龄的增加，伴随而来的有腰酸、背痛、弯腰、驼背等现象。本病好发于老年人。

临床表现

原发性骨质疏松症的症状是以腰背痛多见，仰卧或者坐位时疼痛减轻，站立或坐得太久都会加剧疼痛，日间疼痛剧烈，夜间和清晨醒来还会加重。疼痛出现后，身体因为缺钙导致身高缩短、驼背。

骨质疏松症患者还容易发生骨折，另外，呼吸功能也会下降，患者常会出现胸闷、气短、呼吸困难等症状。

治疗方法

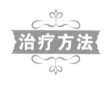
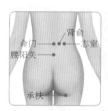
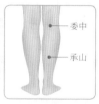
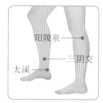

选穴 命门、肾俞、志室、腰阳关、承山、承扶、委中、阳陵泉、三阴交、太溪。

刮痧方法 患者取合适体位，找准穴位后，进行常规消毒，然后在所选穴位上均匀涂抹刮痧油或润肤乳，以补法刮拭。用单角刮法或面刮法先刮背部命门、肾俞、志室、腰阳关，再刮承山、承扶、委中、阳陵泉、三阴交、太溪，以疏通经络，补益肝肾。

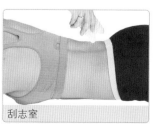

刮志室

▶ 刮腰阳关

结膜炎

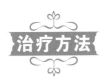

88

结膜炎是眼科的常见病，但发病率目前尚未确定。多是因为结膜与外界直接接触，受到外界刺激，使其发炎，也就是俗称的红眼病。

临床表现

本病的临床表现是眼白或眼睑内侧发红、眼睛发痒或刺痛；在细菌性结膜炎中，眼角和眼睫毛会出现黏稠的脓汁，患者清晨睁不开眼；在过敏性结膜炎中，会有眼睑肿胀和眼睛流出澄清液体等症状。

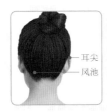
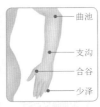
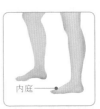

治疗方法

选穴 耳尖、风池、少泽、合谷、曲池、支沟、内庭。

刮痧方法 患者取合适体位，找准穴位后，进行常规消毒，然后在所选穴位上均匀涂抹刮痧油或润肤乳，以泻法刮拭。用单角刮法或面刮法先刮头部风池，再刮少泽、合谷、曲池、支沟，最后刮足背部内庭，在耳尖放痧。

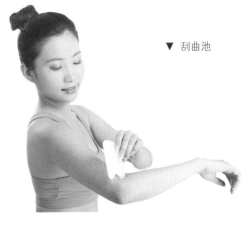

▼ 刮曲池

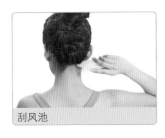

刮风池

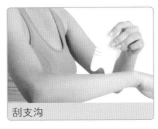

刮支沟

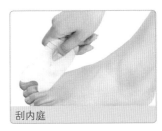

刮内庭

睑腺炎

睑腺炎曾称麦粒肿，中医称为土疳或土疡，俗称"针眼"，是一种普通的眼病，人人皆可罹患，好发于青年人。顽固，且容易复发，严重的时候会遗留眼睑瘢痕。

临床表现

睑腺炎分两种，外睑腺炎和内睑腺炎。

①外睑腺炎：其症状是眼睑局部红肿、充血和触痛，近睑缘部位可触到硬结，甚至有怕冷、发热、全身不适等症状。数日后毛囊根部出现黄色脓点，脓排除后症状逐渐好转而痊愈。

②内睑腺炎：其症状与外睑腺炎一样，但因炎症在较坚实的睑板组织内，所以疼痛较为剧烈，持续时间也会比外睑腺炎时间长，严重的时候整个眼睑红肿，患侧耳前淋巴结肿大，并有压痛。

不管是内睑腺炎还是外睑腺炎，都切忌挤压，会使细菌、毒素容易倒流到颅内，引起眼眶蜂织炎、海绵栓塞等严重并发症，重者可危及生命。

治疗方法

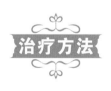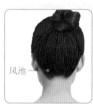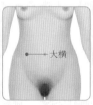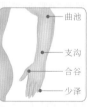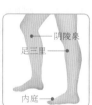

选穴 眼睑红肿有硬结、痒痛明显者取风池、曲池、合谷、支沟、少泽、内庭；反复发作者取阴陵泉、足三里、大横、曲池。

刮痧方法 患者取合适体位，找准穴位后，进行常规消毒，然后在所选穴位上均匀涂抹刮痧油或润肤乳，以泻法进行刮拭。眼睑红肿有硬结、痒痛明显者以厉刮法先刮头部风池，再用面刮法或单角刮法刮曲池、合谷、支沟、少泽，最后用面刮法刮拭足部内庭；反复发作者用面刮法先刮腹部大横，再刮上肢曲池，最后刮拭下肢阴陵泉、足三里。

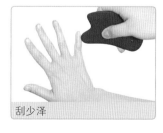
刮少泽

90 咽喉肿痛

咽喉肿痛可由多种疾病引起，口咽和喉咽部病变为主要症状，是最常见的病症之一。

临床表现

咽喉肿痛可以分为实火型和虚火型两种。实火型症状可见咽喉赤肿疼痛，有干燥灼热感，吞咽不利，可伴有发热、头痛、腹胀、便秘等症状。虚火型症状可见咽喉红肿、色暗红，疼痛稍轻，可伴有口干舌燥、手足发热，晚上加重。

治疗方法

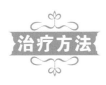 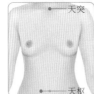 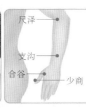 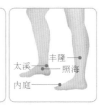

实火型 ▶

选穴 天突、天枢、尺泽、支沟、合谷、少商、丰隆、内庭。

刮痧方法 患者取合适体位，找准穴位后，进行常规消毒，然后在所选穴位上均匀涂抹刮痧油或润肤乳，以泻法刮拭。先用面刮法刮拭颈部天突及腹部天枢，再用推刮法刮拭上肢尺泽、支沟及手部合谷，放痧少商，最后用面刮法刮下肢丰隆、内庭。

虚火型 ▶

选穴 天突、鱼际、照海、太溪。

刮痧方法 患者取合适体位，找准穴位后，进行常规消毒，然后在所选穴位上均匀涂抹刮痧油或润肤乳，以补法刮拭。用面刮法或单角刮法先刮颈部天突，然后刮手部鱼际及足部照海、太溪，最后刮胸部天突。

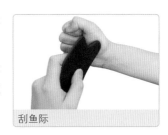

刮鱼际

91 急性扁桃体炎

急性扁桃体炎是腭扁桃体的一种非特异性急性炎症，常伴有一定程度的咽黏膜及咽淋巴组织的急性炎症。中医称为"乳蛾""喉蛾"或"莲房蛾"。多发生于儿童和青少年。

临床表现

中医将本病分为实热和虚热两类。实热兼见咽喉肿痛，吞咽困难，咽干，口渴，便秘，尿黄；虚热是指咽喉稍肿，色暗红，疼痛较轻，或者吞咽的时候觉得有痛楚，入夜加重。

治疗方法

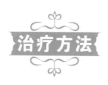 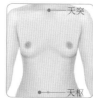 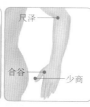 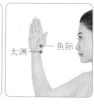 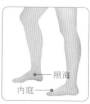

实热▶

选穴 天突、天枢、尺泽、合谷、鱼际、少商、内庭。

刮痧方法 患者取合适体位，找准穴位后，进行常规消毒，然后在所选穴位上均匀涂抹刮痧油或润肤乳，以泻法刮拭。用面刮法或单角刮法先刮颈部天突，然后刮腹部天枢，再刮尺泽、合谷、鱼际，放痧少商，最后刮足部内庭。

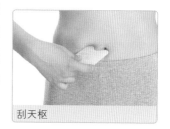

刮天枢

虚热▶

选穴 天突、鱼际、太渊、照海。

刮痧方法 患者取合适体位，找准穴位后，进行常规消毒，然后在所选穴位上均匀涂抹刮痧油或润肤乳，以补法刮拭。用面刮法或单角刮法先刮颈部天突，然后刮鱼际、太渊，最后刮足部照海。

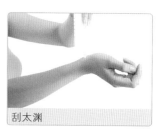

刮太渊

92 急性泪囊炎

急性泪囊炎一种泪囊及其周围组织的急性化脓性炎症。当人体的鼻泪管被堵塞，泪囊里面的泪液不能排出，潴留的泪液成了细菌生长、繁殖的场所，形成慢性泪囊炎。有些慢性泪囊炎炎症可向周围扩散，急性发作，成为急性泪囊炎。

临床表现

本病的临床表现是急性蜂窝织炎、充血、肿胀、发热、剧痛，重者可引起上下睑及鼻梁部肿胀，结膜充血、水肿，流泪加剧，继则形成脓肿，可有波动，若穿破皮肤则形成泪囊瘘。炎症消退后通过瘘管，脓液由筛窦或鼻腔排出。

治疗方法

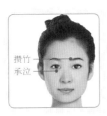
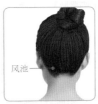
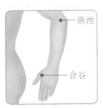

选穴 攒竹、承泣、风池、曲池、合谷。

刮痧方法 患者取合适体位，找准穴位后，进行常规消毒，然后在所选穴位上均匀涂抹刮痧油或润肤乳，以泻法刮拭。先用平刮法或单角刮法刮面部攒竹、承泣，再用单角刮法刮项部风池，最后用平面按揉法刮曲池、合谷。

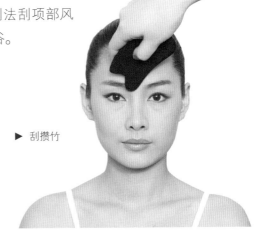

▶ 刮攒竹

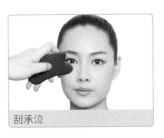

刮承泣

93 胬肉攀睛

胬肉攀睛指有一三角形脂膜胬起如肉，由眦角横贯白睛，攀侵黑睛的慢性外障眼病。多生于大眦，生于小眦或两眦同时发生者较少见。本病起病缓慢，经历较长时间才会开始侵入黑睛。

本病相当西医之翼状胬肉，本病多因心肺两经风热壅盛，或饮食不节，恣食辛辣、煎炸或因过度劳欲，耗损心阴，暗夺肾精，致水火不济、虚火上浮等原因导致，另外，风沙、强光等长期刺激也可能诱发本病。

临床表现

本病一般无自觉症状，或仅有痒涩感。胬肉侵及黑睛或遮蔽瞳神时，可能会看不清物体。眦内赤脉如缕，睑裂白睛上起膜，日渐变厚，并有血丝相伴，红赤高起，形成三角形肥厚胬肉组织，基底位于眦部，体部横过白睛，尖端渐向黑睛攀侵。

胬肉头高尖体厚，红赤显著，涩痒而多流泪，能够在较短时间内侵入黑睛，影响患者的视力，如果胬肉头部钝圆，体薄如蝉翼，色白或淡红，多发展缓慢，或始终停留在黑睛边缘部，不影响视力。

治疗方法

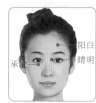
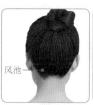

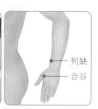

选穴 睛明、阳白、承泣、风池、合谷、神门、列缺、太渊。

刮痧方法 患者取合适体位，找准穴位后，进行常规消毒，然后在所选穴位上均匀涂抹刮痧油或润肤乳，用泻法以平刮法或单角刮法刮拭面部睛明、阳白、承泣及头部风池，用补法以面刮法或单角刮法刮拭合谷、神门、列缺、太渊。

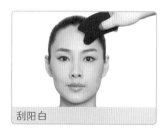

刮阳白

94 视神经炎

视神经炎是指视神经的炎性脱髓鞘、感染、非特异性炎症等疾病。临床上根据发病部位不同，分为球内视神经炎和球后视神经炎两种，前者指视盘炎，后者系球后视神经炎。

临床表现

患者的视力急剧下降，可在一两天内，视力严重障碍，无光感，发病1～2周，视力损伤严重，其后视力逐渐恢复，多数患者1~3个月视力恢复正常。除视力下降外，还有的表现为色觉异常或仅有视野损害；可伴有闪光感、眼眶痛，特别是眼球转动时疼痛，部分患者可有一过性麻木、无力、膀胱和直肠括约肌功能障碍以及平衡障碍等。

治疗方法

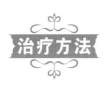

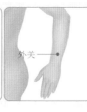
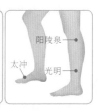

选穴 睛明、翳风、瞳子髎、风池、外关、阳陵泉、光明、太冲。

刮痧方法 患者取合适体位，找准穴位后，进行常规消毒，然后在所选穴位上均匀涂抹刮痧油或润肤乳，以泻法刮拭。用平刮法或单角刮法刮拭睛明、翳风、瞳子髎、风池，面部刮痧不宜过重，出现潮红即可，然后用推刮法刮拭上肢外关，最后用单角刮法刮下肢阳陵泉、光明及足部太冲。

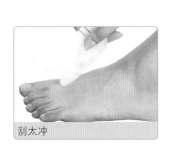

刮太冲

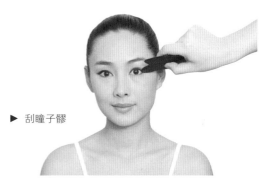

▶ 刮瞳子髎

95 视神经萎缩

视神经萎缩并不是一个疾病的名称，而是指任何疾病引起视网膜神经节细胞和其轴突发生病变，致使视神经全部变细的一种形成学改变，为病理通用名词。表现为视神经纤维的变性和消失，传导功能障碍，出现视野变化，视力减退并丧失。

临床表现

视神经萎缩一般分为原发性和继发性两类，其主要症状是视力减退，严重者可完全失明，视野缩小或有中心暗点，并有色觉障碍。

①原发性视神经萎缩：视盘呈苍白色，其境界和筛板的小孔清晰，视网膜血管变细，毛细血管消失。

②继发性视神经萎缩：视盘呈灰白色、蜡黄色或淡红色，境界模糊，生理凹陷消失，筛板孔不清晰，视网膜血管变细，有时动脉伴有白鞘。

治疗方法

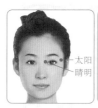
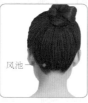
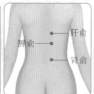
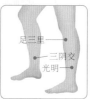

选穴 晴明、太阳、风池、肝俞、脾俞、肾俞、足三里、光明、三阴交。

刮痧方法 患者取合适体位，找准穴位后，进行常规消毒，然后在所选穴位上均匀涂抹刮痧油或润肤乳，以补法刮拭。先用点按法刮晴明、太阳、风池，再用面刮法或单角刮法刮背部肝俞、脾俞、肾俞，最后用面刮法或单角刮法刮下肢足三里、光明、三阴交。

▶ 刮肝俞

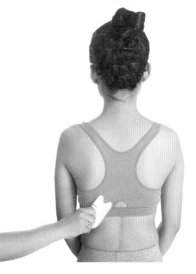

96 白内障

白内障是晶状体或其囊膜失去正常的透明性，发生局部或全部晶状体混浊而影响视力的一种常见眼科病症。白内障多见于50岁以上中老年人。本病属中医"眼内障""圆翳内障"等病症范畴。

临床表现

白内障根据病症，又可分为皮质白内障、核性白内障、后囊膜下白内障三类。

①皮质白内障：最为常见，初发期晶状体混浊多出现在周边部，形成灰白色楔状混浊，尖端向瞳孔中心，一般不影响视力；膨胀期晶状体皮质因吸收水分而膨胀，虹膜被前推，前房变浅，易发生急性继发性隅角闭锁性青光眼；成熟期晶状体膨胀现象逐渐消失，是白内障手术的最好时机。之后，晶状体皮质分解液化成乳状物，晶状体核下沉，皮质渗出到前房，会引起过敏性葡萄膜炎或晶溶性青光眼等并发症。

②核性白内障：较少见，发病年龄较早，进展缓解。早期对视力无明显的影响，但随着病情发展，视力急速减退，眼底已不能看清。

③后囊膜下白内障：由于混浊位于视轴，所以早期出现明显视物障碍。后囊膜下白内障进展缓慢，后期合并晶状体皮质和核混浊，最后发展为成熟期白内障。

治疗方法

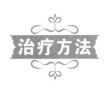
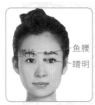
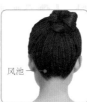
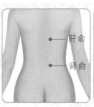
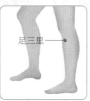

选穴 睛明、攒竹、鱼腰、风池、肝俞、肾俞、足三里。

刮痧方法 患者取合适体位，找准穴位后，进行常规消毒，然后在所选穴位上均匀涂抹刮痧油或润肤乳，以补法刮拭。先用点按法刮头面部睛明、攒竹、鱼腰；再用面刮法刮头部风池，背部的肝俞、肾俞，下肢部的足三里。

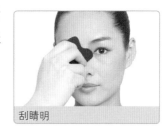
刮睛明

慢性咽炎

慢性咽炎是指咽黏膜、黏膜下组织和淋巴组织的慢性弥漫性炎症。此病多发于成年人，有时会很顽固，不容易治愈，常由于上呼吸道感染或者长期的理化刺激导致。本病在中医中属"虚火喉痹"范畴。

临床表现

本病临床表现为咽部的多种不适，如异物感、灼热感、干燥感、刺激感、咽痒及微痛感等。常作清嗓动作，讲话多则症状加重，有时可发生短促而频繁的咳嗽，咳出黏液物则症状减轻。

治疗方法

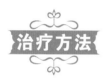
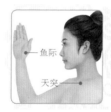

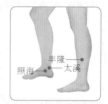

选穴 天突、鱼际、少商、商阳、丰隆、照海、太溪。

刮痧方法 患者取合适体位，找准穴位后，进行常规消毒，然后在所选穴位上均匀涂抹刮痧油或润肤乳，以泻法刮拭。先用单角刮法刮胸部的天突，再用平面按揉法刮手上的鱼际，少商、商阳放痧，最后用面刮法刮丰隆、照海和太溪。

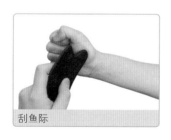
刮鱼际

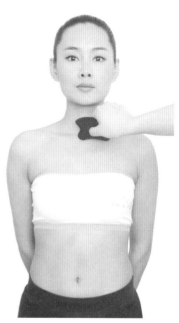
▶ 刮天突

98 变应性鼻炎

变应性鼻炎（过敏性鼻炎）是一种吸入外界过敏性抗原而引起的以鼻痒、打喷嚏、流清涕等为主要症状的疾病。本病多发于15～40岁，具有常年性和季节性之分。

临床表现

变应性鼻炎的临床症状与中医的"鼻鼽""鼽嚏"等证相类似。打喷嚏、鼻痒、流涕和鼻塞是最常见的四大症状。打喷嚏以清晨和睡醒的时候最为常见，鼻塞严重时张口呼吸，常随体位变动而改变，如左侧卧则左鼻塞而右鼻通，右侧卧则右鼻塞而左鼻通。

鼻痒又是一个突出的特征，可见小儿不断用手指或手掌擦鼻前部，该动作称"变态反应性仪容"。大儿童自诉嗅觉丧失。鼻涕清水样，亦可因鼻塞或继发感染而变稠。

治疗方法

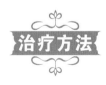
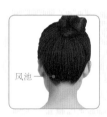
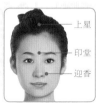
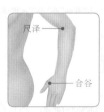

选穴 风池、印堂、迎香、上星、尺泽、合谷。

刮痧方法 患者取合适体位，找准穴位后，进行常规消毒，然后在所选穴位上均匀涂抹刮痧油或润肤乳，以泻法刮拭。先用厉刮法刮头部风池，再用点按法刮印堂、迎香、上星，最后用面刮法或单角刮法刮尺泽和合谷。

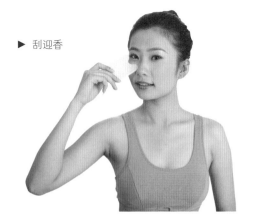

▶ 刮迎香

鼻窦炎

上颌窦、筛窦、额窦和蝶窦的黏膜发炎统称为鼻窦炎。鼻窦炎是鼻窦黏膜的非特异性炎症，是鼻科常见病症。

临床表现

本病有急性和慢性之分。急性化脓性鼻窦炎多继发于急性鼻炎，以鼻塞、多脓涕、头痛为主要特征；慢性化脓性鼻窦炎常继发于急性化脓性鼻窦炎，以多脓涕为主要表现，可伴有轻重不一的鼻塞、头痛及嗅觉障碍。平时要注意锻炼身体，劳逸结合，衣着适度，避免鼻子干燥，及时诊治。

治疗方法

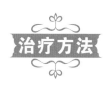
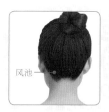
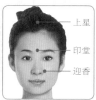
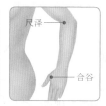

选穴 风池、印堂、迎香、上星、尺泽、合谷。

刮痧方法 患者取合适体位，找准穴位后，进行常规消毒，然后在所选穴位上均匀涂抹刮痧油或润肤乳，以泻法刮拭。先用厉刮法刮头部风池，然后用点按法刮印堂、迎香、上星，最后用面刮法或单角刮法刮尺泽、合谷。

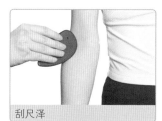
刮尺泽

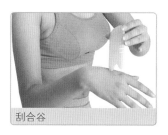
刮合谷

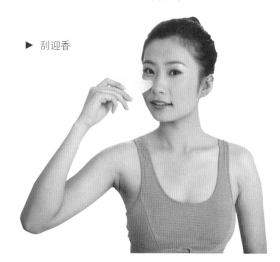
▶ 刮迎香

慢性中耳炎

100

慢性中耳炎是中耳黏膜、骨膜或深达骨质的慢性炎症，常与慢性乳突炎合并存在。当急性中耳炎没有及时治愈的时候，就会形成慢性中耳炎。

慢性中耳炎通常是由于在儿童期患耳部感染未加治疗的结果。慢性中耳炎感染发作缓慢，但破坏性很大，能够造成永久性伤害。

临床表现

患者最初的症状是耳部闷胀感、耳痛、听力下降等。耳流脓是本病的主要症状，可为黏液性、黏脓性或纯脓性。非危险型流脓较稀薄，无臭味。危险型流脓虽不多，但较稠，多为纯脓性，并伴有异臭味。同时还有耳聋之症状，耳聋轻重不一，因多是单耳发病，易被忽视。此种耳聋，多与病性的进展成正比，即病变较重，耳聋也加重。一般为传导性耳聋。

除了耳流脓和耳聋外，还有眩晕、呕吐、面瘫、剧烈头痛、寒战、高热等症状出现，证明已有并发症发生，应立即去医院就诊。

治疗方法

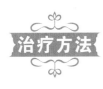
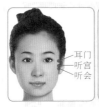

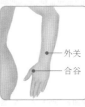
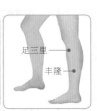

选穴 听宫、听会、耳门、翳风、风池、外关、合谷、足三里至丰隆。

刮痧及按摩方法 患者取合适体位，找准穴位后，进行常规消毒，然后在所选穴位上均匀涂抹刮痧油或润肤乳，以泻法刮拭。先用手点揉耳部听宫、听会、耳门，然后用点按法刮头部翳风、风池，最后用面刮法刮外关、合谷，以及下肢足三里至丰隆。

▼ 刮风池

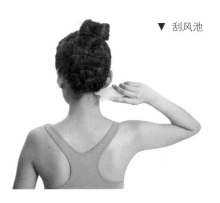

假性近视

101

假性近视是由于经常不正确用眼，得不到应有的休息，睫状肌持续收缩、痉挛，晶状体也随之处于变厚的状态而导致视远物不清的现象。

临床表现

假性近视常见于青少年，由于使用调节的程度过强或者持续时间较长，造成睫状肌持续性收缩，引起调节紧张或调节痉挛，因此长时间的读写工作后，不能很快放松、调节，而造成头晕、眼胀、视力下降等视力疲劳症状。

治疗方法

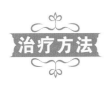
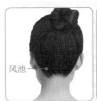
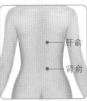
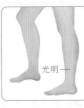
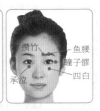

风池

肝俞
肾俞

光明

攒竹　鱼腰
瞳子髎
承泣　四白

选穴 风池、肝俞、肾俞、光明、攒竹、鱼腰、瞳子髎、承泣、四白。

刮痧方法 患者取合适体位，找准穴位后，进行常规消毒，然后在所选穴位上均匀涂抹刮痧油或润肤乳，补泻兼施。先用厉刮法刮头部风池、背部肝俞、肾俞，再用单角刮法刮光明，最后用点按法刮面部攒竹、鱼腰、瞳子髎、承泣、四白。风池处有头发覆盖，不用涂抹刮痧油，刮20～30次，至此处皮肤发热为度。背部和下肢的刮痧以出痧为度，切忌刮拭用力宜轻柔，避免刮破皮肤。

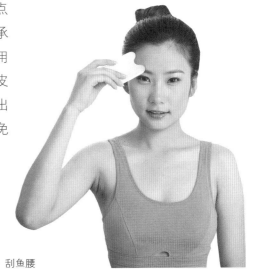

▶ 刮鱼腰

耳鸣

102

耳鸣是患者感觉耳内或头内有声音的主观感觉，但外界并没有存在的真实声源。病因一般分为两种：一种与耳部疾病相关，如由耳毒性药物中毒、病毒感染、内耳供血不足等引起；另一种是非耳源性疾病，除耳鸣外，还伴有其他病症。

临床表现

耳鸣的发生机制较为复杂，可发生在多种情况下，概括起来有以下几种。

①神经性耳鸣：耳鸣声或大或小，一般为持续的长音，如蝉鸣声或电话机的鸣声，也有像流水声、风声、机器声等声音的。

②传导性耳鸣：由于听觉系统的传导部分发生障碍，降低了听取外界声音的能力，使得人们自己无法感觉出来，就成为了耳鸣。另外，通过骨导传入耳内的声音，由于传导障碍，向外逸散渠道受阻，而提高了耳内声音的感觉，成为一种以低频为主的，像刮风似的呼呼响声。

③搏动性耳鸣：耳内有如同心脏或血管脉搏跳动样耳鸣声，有的如波涛声或有的如脉搏声，很有规律，仔细听其跳动节律，多数与心脏跳动次数一致。

治疗方法

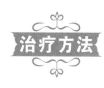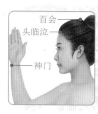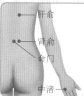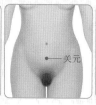

选穴 百会、头临泣、肝俞至肾俞、命门、关元、太冲、太溪、足临泣、血海、神门、中渚。

刮痧方法 患者取合适体位，找准穴位后，进行常规消毒，然后在所选穴位上均匀涂抹刮痧油或润肤乳，以泻法刮拭。先用厉刮法刮头部百会、头临泣，刮拭20～30次，至此处皮肤发热为宜；再用面刮法刮背部肝俞至肾俞、命门，然后用单角刮法刮腹部的关元，最后用面刮法刮足部和下肢部的太冲、太溪、足临泣、血海，以及上肢部和手部的神门、中渚。

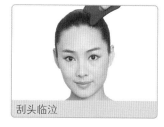

刮头临泣

慢性鼻炎

103

慢性鼻炎是一种常见的鼻腔黏膜和黏膜下层的慢性炎症，常伴有功能障碍，通常包括慢性单纯性鼻炎和慢性肥厚性鼻炎，后者常由前者发展、转化而来，但也可经久不发生转化，或开始即呈肥厚性改变。本病在中医中属于"鼻窒"范畴。

临床表现

鼻塞多为间歇性和交替性，有时为持续性，侧卧时下侧鼻腔鼻塞较重。一般在运动后或者在新鲜空气中，鼻塞减轻，但在静坐阅读、演算或手工操作时鼻塞加重。

鼻塞重者可导致闭塞性鼻音，嗅觉减退及头痛，有时引起注意力不能持久集中和失眠。分泌物增多，一般呈稠厚半透明黏液状，间或伴有少许脓液。

鼻涕长期刺激鼻前庭和上唇皮肤则引起鼻前庭炎、湿疹或毛囊炎，以小儿为多见。鼻涕向后流入咽喉，可引起鼻咽炎及中耳炎，患者有抽吸性咳痰及听力减退现象。

治疗方法

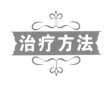
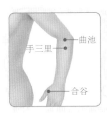
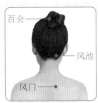
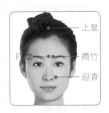

选穴 百会、风池、风门、曲池、手三里、合谷、上星、攒竹、迎香、印堂。

刮痧方法 患者取合适体位，找准穴位后，进行常规消毒，然后在所选穴位上均匀涂抹刮痧油或润肤乳，有头发覆盖的穴位不需涂抹刮痧油或润肤乳，以泻法刮拭。先用点按法刮拭百会、风池、风门，再用单角刮法刮曲池、手三里、合谷，最后用按揉法刮上星、攒竹、迎香、印堂。切忌刮时用力要轻柔。

▶ 刮攒竹

104 鼻衄

鼻衄即鼻出血，是一种常见症状，可出现于各年龄、时间和季节，多由局部病变（如炎症、外伤、鼻中隔偏曲、肿瘤等）和全身性疾病（如引起动静脉压增高的疾病、出凝血功能障碍、血管张力改变等）引起。前者引起的多发生于单侧鼻腔，出血量不多，后者引起的多为双侧交替性或同时出血，出血量多，时间长，难以遏制。

临床表现

鼻衄轻者，仅涕中带血丝；严重者，血从口鼻涌出。鼻衄严重的，血能从口流出，或因大量血液被咽下，片刻后呕吐，因此鼻衄应该与吐血、咯血相区别。

治疗方法

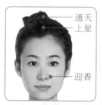
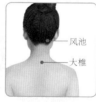
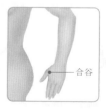

选穴 风池、上星、通天、迎香、大椎、合谷。

刮痧方法 患者取合适体位，找准穴位后，进行常规消毒，然后在所选穴位上均匀涂抹刮痧油或润肤乳，以平补平泻法刮拭。先用点按法刮头面部风池、上星、通天、迎香，再刮背部大椎，最后用平面按揉法刮手部合谷。

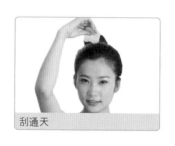

刮通天

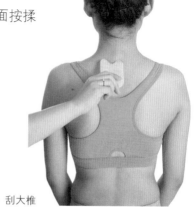

▶ 刮大椎

105 牙痛

牙痛是指牙齿因各种原因引起的疼痛而言，为口腔疾患中常见的症状之一，可见于龋齿、牙髓炎、根尖周围炎和牙本质过敏等疾病。本症属中医的"牙宣""骨槽风"等范畴。

临床表现

症见剧烈牙痛，牙龈红肿，口臭难闻，可伴有局部发热、喜漱冷水等症，或表现为牙痛隐隐，时轻时重，牙龈萎缩，口臭不显，无局部发热、喜漱热水等症。

治疗方法

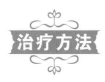 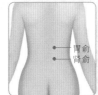 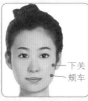 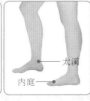 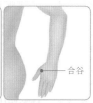

胃俞 肾俞 下关 颊车 太溪 内庭 合谷

选穴 胃俞至肾俞、下关、颊车、内庭、合谷、太溪。

刮痧方法 患者取合适体位，找准穴位后，进行常规消毒，然后在所选穴位上均匀涂抹刮痧油或润肤乳，以泻法刮拭。先用单角刮法刮拭背部胃俞至肾俞，以出痧为度。再用平刮法刮面部下关、颊车，最后用平面按揉法刮内庭、合谷和太溪。切忌用力宜轻柔，避免刮破皮肤。

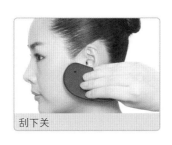

刮下关

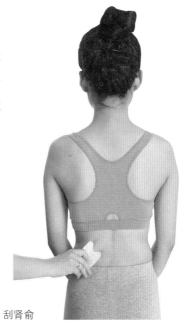

▶ 刮肾俞

口腔溃疡

106

口腔溃疡是指发生在口腔黏膜上的浅表性溃疡，是一种常见病。本病属中医"口疮"范畴。

临床表现

溃疡面如米粒至黄豆大小，呈圆形或椭圆形，溃疡面中央凹陷、周围潮红，会因刺激的食物而引起疼痛，1~2周即可痊愈。

可发生在口腔黏膜的任何部位，以口腔的唇、颊、软腭或齿龈等处的黏膜多见，出现单个或者多个大小不等的圆形或椭圆形溃疡，表面覆盖灰白或黄色假膜，中央凹陷，边界清楚，周围黏膜红而微肿，溃疡局部灼痛明显，具有周期性、复发性、自限性的特征，但本病容易复发。

治疗方法

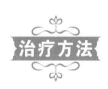
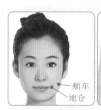
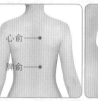

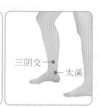

选穴 地仓、颊车、心俞、脾俞、合谷、三阴交、太溪。

刮痧方法 患者取合适体位，找准穴位后，进行常规消毒，然后在所选穴位上均匀涂抹刮痧油或润肤乳，以泻法刮拭。先用点按法刮面部的地仓、颊车，再用平刮法刮背部的心俞、脾俞，然后用平面按揉法刮合谷，最后用面刮法或单角刮法刮下肢三阴交和太溪。

▶ 刮地仓

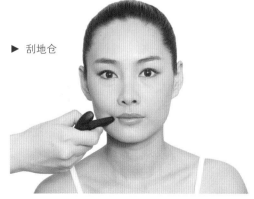

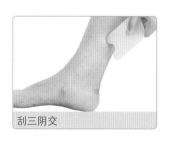
刮三阴交

电光性眼炎

107

电光性眼炎是因眼睛的角膜上皮细胞和结膜吸收大量而强烈的紫外线所引起的急性炎症，可由长时间在冰雪、沙漠、盐田、广阔水面作业，行走时未带防护眼镜而引起，或太阳、紫外线灯等强烈照射而致。

临床表现

发病早期只有轻度的不适感，如眼睛干涩、异物感以及灼热感等，严重的时候还会剧烈疼痛，无法睁眼，流泪，视物模糊。眼部检查可见两眼发红(结膜充血)、结膜水肿，重者可见角膜水肿，检查可见黑睛呈弥漫浅层点状着色，瞳神缩小，眼睑皮肤呈现红色。

重复照射者可引起慢性睑缘炎、结膜炎、角膜炎，造成严重的视力障碍。发病后6~8小时逐渐好转，2~3天内痊愈。

治疗方法

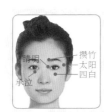
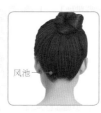
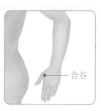

选穴 睛明、攒竹、承泣、四白、太阳、风池、合谷。

刮痧方法 患者取合适体位，找准穴位后，进行常规消毒，然后在所选穴位上均匀涂抹刮痧油或润肤乳，以泻法刮拭。先用点按法刮拭睛明、攒竹、承泣、四白、太阳、风池，再用按揉法刮拭合谷。

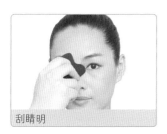
刮睛明

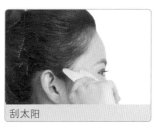
刮太阳

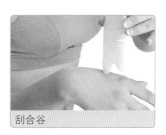
刮合谷

108 弱视

弱视是指眼球检查正常而单眼或双眼视力不正常，且通过配戴眼镜视力也不能达到0.8以上，分为斜视性弱视、屈光参差性弱视、形觉剥夺性弱视、屈光不正性弱视、先天性弱视五大类。

弱视是儿童时期最常见的病症，发病率较高。由于儿童时期是视觉的发育关键时期，所以此病对儿童视力的发育危害极大，如不及时治愈，就会造成眼睛的终生残疾。

临床表现

视力减退，重度弱视的视力为≤0.1，中度0.2～0.5，轻度0.6～0.8；对排列成行的视标分辨力较单个视标差2～3行；弱视眼常有固视异常，如旁中心固视，即用中心凹以外的视网膜某一点注视目标；常有眼位偏斜，有的伴眼球震颤。

治疗方法

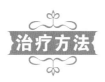
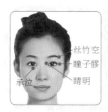
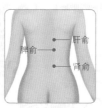
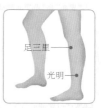

选穴 睛明、瞳子髎、承泣、丝竹空、肝俞、脾俞、肾俞、足三里、光明。

刮痧方法 患者取合适体位，找准穴位后，进行常规消毒，然后在所选穴位上均匀涂抹刮痧油或润肤乳，补泻兼施。先用点按法刮面部睛明、瞳子髎、承泣、丝竹空，再用面刮法或单角刮法刮背部肝俞、脾俞、肾俞，最后用面刮法或单角刮法刮下肢足三里、光明。

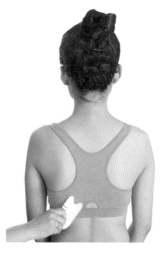

▶ 刮肝俞

109 耳聋

听觉系统的传音、感音功能异常所致听觉障碍或听力减退，称为耳聋。一般轻者为"重听"，在一般情况下，能听到对方提高的讲话声；重者为耳聋，听不清或听不到外界声音。

临床表现

耳聋一般分为两型：一种是由于耳蜗或听神经受损伤引起的耳聋，称为神经性耳聋；另一种是由于中耳功能受损伤声音不能传递到耳蜗引起的，称为传导性耳聋。

①神经性耳聋：临床表现为听力减退甚至消失，患者常自觉耳中有蝉鸣或回荡其他各种声响。在安静环境中，患者感觉由于更强烈、更明显，可伴有发热、头痛、烦躁、不安、腹胀、腰酸乏力等多种全身性症状。

②传导性耳聋：主要指外界声音传入耳内的途径受到阻碍而导致的耳聋。病变部位主要在外耳道、中耳及前庭窗、蜗窗，是耳科常见病。单纯的传导性耳聋患者听力损失最大也不超过60分贝，60分贝的声音可通过颅骨传入内耳。传导性耳聋患者在听取言语时，常常感到辨音不清，但面对较大声交谈无言语交流障碍。

治疗方法

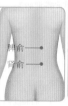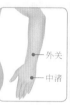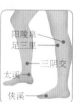

选穴 听宫、听会、耳门、翳风、百会、脾俞、肾俞、中渚、外关、足三里、阳陵泉、三阴交、侠溪、太溪。

刮痧方法 患者取合适体位，找准穴位后，进行常规消毒，然后在所选穴位上均匀涂抹刮痧油或润肤乳，以泻法刮拭。先用面刮法刮头部听宫、听会、耳门、翳风、百会（百会处有头发覆盖，不需涂抹刮痧油），至此处皮肤发热为宜；再用单角刮法刮背部的脾俞、肾俞，然后用平面按揉法刮中渚、外关，最后用推刮法刮足三里、阳陵泉、三阴交、侠溪、太溪。

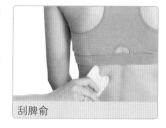
刮脾俞

110 荨麻疹

荨麻疹俗称风疹块，是一种常见的皮肤病，是因为各种病因致使皮肤黏膜血管发生暂时性炎性充血与大量液体渗出，造成局部水肿性损害。

临床表现

快速的出现风疹块，在风疹块出现前几分钟，局部常发痒或有麻刺感。有的患者在风疹块出现数小时或一两天内有些全身症状，如食欲不好、全身不适，头痛或发热。风疹块扁平发红或是呈淡黄或苍白的水肿性斑，而边缘有红晕。

风疹块一般在一两个小时或者几个小时最多在一两天内消失，然后会在新的地方出现，已经出现过风疹块的地方在24小时内一般不会发生新的损害。

风疹块的数目大小不定，可以出现于任何部位的皮肤和黏膜，还会引起巨痒、针刺等感觉，个人的程度不同，严重者还伴有头痛发热，尤其是急性荨麻疹患者可发热达40℃左右，血压可降低甚至发生昏厥和休克。

治疗方法

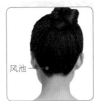
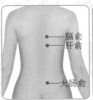
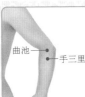
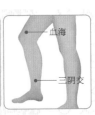

选穴 风池、膈俞至肝俞、大肠俞、曲池至手三里、血海、三阴交。

刮痧方法 患者取合适体位，找准穴位后，进行常规消毒，然后在所选穴位上均匀涂抹刮痧油或润肤乳，以泻法刮拭。用单角刮法或面刮法先刮头部风池，再刮背部膈俞至肝俞、大肠俞，然后刮上肢曲池至手三里，最后刮下肢血海、三阴交。

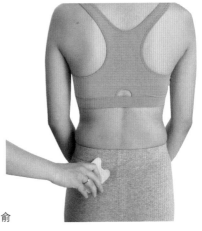

▶ 刮大肠俞

111 湿疹

湿疹是一种常见的易复发的变态反应性皮肤病，一般发于头面、四肢屈侧及会阴等部位，且具有对称性的特点。本病发生的原因众多，包括遗传因素。本病可以发于任何年龄、任何部位、任何季节，但在冬季具有复发性或加剧及渗出倾向，慢性病程，易反复发作。

临床表现

本病按照病情的缓急可分为急性湿疹、亚急性湿疹和慢性湿疹三种。

①急性湿疹：发病急，常呈对称分布，以头、四肢和外阴部好发。病程发展中，红斑、丘疹、水疱、脓疱、糜烂、结痂等各型皮疹循序出现，但常有2~3种皮疹并存或在某一阶段以某型皮疹为主。常因剧烈瘙痒而搔抓，使病情加重。

②亚急性湿疹：急性湿疹炎症、症状减轻后，皮疹以丘疹、鳞屑、结痂为主，但搔抓后仍出现糜烂。

③慢性湿疹：多因急性、亚急性湿疹反复发作演变而成，亦可开始即呈现慢性炎症。患处皮肤浸润增厚，变成暗红色及色素沉着。持久不愈时，皮损纹变粗大，表现干燥而易发生皲裂。常见于小腿、手、足、肘窝、外阴、肛门等处。

治疗方法

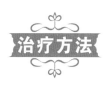
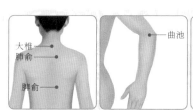
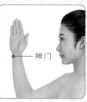
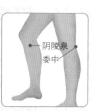

大椎 肺俞 脾俞 曲池 神门 阴陵泉 委中

选穴 大椎、脾俞、肺俞、委中、曲池、神门、阴陵泉。

刮痧方法 患者取合适体位，找准穴位后，进行常规消毒，然后在所选穴位上均匀涂抹刮痧油或润肤乳，以泻法刮拭。先用面刮法刮背部大椎，再用单角刮法刮背部肺俞、脾俞，然后刮上肢曲池、神门，最后刮下肢阴陵泉，放痧委中。

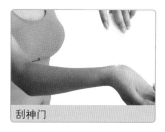
刮神门

112 皮肤瘙痒

皮肤瘙痒属于神经精神性皮肤病，是一种皮肤神经官能症。属于中医的"痒风"范畴。目前，皮肤瘙痒发生的机制还不完全明了，多数人认为与一些疾病有关，如糖尿病、肝病等，同时还与一些外界因素有关，如寒冷、温热等。

临床表现

根据瘙痒的范围可分为全身性瘙痒和局限性瘙痒。

①全身性瘙痒：患者各处皆有阵发性瘙痒，经常从一处移到另一处，瘙痒程度不同。一般在夜间加重，严重影响患者睡眠。

②局限性瘙痒：指瘙痒发生于身体的某一部位。主要有以下几种。

a.肛门瘙痒病：最常见，多见于中年男性，瘙痒常局限于肛门周围。肛门周围皮肤常呈灰白色或淡白色浸渍，肛门皱襞肥厚，因搔抓而发生辐射状皲裂；有时发生继发性感染；日久肛门周围皮肤增厚而成苔藓化，也可发生色素沉着。

b.女阴瘙痒病：主要发生在大阴唇、小阴唇，阴阜和阴蒂亦可发生。因瘙痒常不断搔抓，外阴皮肤肥厚，呈灰白色浸渍，阴蒂及阴道黏膜可出现红肿及糜烂。

c.阴囊瘙痒病：瘙痒发生在阴囊，但亦可波及阴茎或肛门。

治疗方法

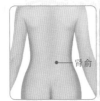
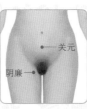
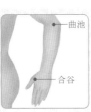
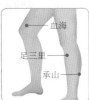

选穴 肾俞、关元、曲池、合谷、阴廉、足三里、血海、承山。

刮痧方法 患者取合适体位，找准穴位后，进行常规消毒，然后在所选穴位上均匀涂抹刮痧油或润肤乳，以补法刮拭。先用推刮法刮背部肾俞、上肢曲池、腹部关元，再用平面按揉法刮手部合谷，最后用单角刮法刮下肢阴廉、足三里、血海、承山。

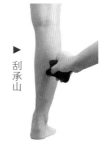

▶ 刮承山

113 白癜风

白癜风是一种常见多发的色素性皮肤病，以局部或者泛发性色素脱失形成白斑为特征，是一种获得性局限性或泛发性皮肤色素脱失症，比较容易诊断，但治疗比较难。中医上称之为"白癜风"或"白驳风"。

临床表现

此病以青少年多发，年龄在20岁以内的占半数。本病在皮肤任何部位均能发生，皮损为局部色素脱失斑，常为乳白色，也可为浅粉色，表面光滑无皮疹。白斑境界清楚，边缘色素较多，白斑内毛发正常或者变白。

病变多发于受阳光照晒以及摩擦损伤部位，如面部、上腿部、颈部、前臂伸侧及手背部、腰腹及骶尾部、腋下及阴部、肘膝关节等，病损多对称分布。

治疗方法

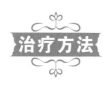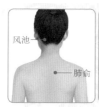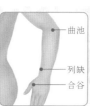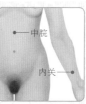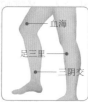

选穴 发病于面部取风池、肺俞、曲池、合谷、阿是穴；发于腹部取中脘、肺俞、曲池、内关、阿是穴；发于上肢部取风池、曲池、列缺、合谷、阿是穴；发于下肢者取血海、足三里、三阴交、阿是穴。

刮痧方法 患者取合适体位，找准穴位后，进行常规消毒，然后在所选穴位上均匀涂抹刮痧油或润肤乳，以平补平泻法刮拭。发于面部用面刮法先刮阿是穴，再刮头部风池，然后刮背部肺俞，最后刮曲池、合谷；发于腹部者先用面刮法刮腹部中脘、背部肺俞、上肢曲池，再用平面按揉法刮上肢内关，最后用面刮法刮阿是穴；发于上肢部用面刮法或单角刮法先刮头部风池，再刮上肢部曲池、列缺、合谷，最后刮阿是穴；发于下肢者用面刮法刮下肢血海、足三里、三阴交与阿是穴。

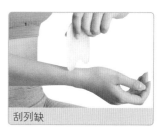

刮列缺

114 带状疱疹

带状疱疹是由水痘-带状疱疹病毒引起的病毒性皮肤病，具反复性，造成沿神经支配的皮肤区出现带状排列的成簇疱疹，并伴有神经痛。儿童患者痛较轻或不痛，老年患者则常明显，呈阵发性加剧，且在皮损消退后可持续数月或更久。因为这种病具有亲神经特点，发病总是沿神经走向呈条带状，故称"带状疱疹"。

临床表现

本病在发作前会有轻度的乏力、低热等症状，患处皮肤自觉灼热或者有神经痛，碰触有明显的痛觉，这种痛觉会持续1~3天，也可能毫无症状。好发部位为肋间神经、颈神经、三叉神经和腰骶神经支配区域。

患处先是会出现潮红斑，接着会出现粟粒至黄豆大小丘疹，簇状分布而不融合，继之迅速变为水疱，疱壁紧张发亮，疱液澄清，外周绕以红晕，各簇水疱群间皮肤正常；皮损沿某一周围神经呈带状排列，多发生在身体的一侧，一般不超过正中线。

本病的特点之一就是神经痛，在发病前或伴随皮损出现，老年患者更为剧烈，水疱干涸、结痂脱落后，会有暂时性淡红斑或色素沉着。

治疗方法

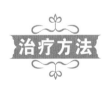
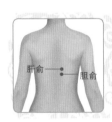
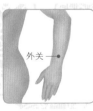
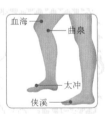

选穴 肝俞、胆俞、外关、曲泉、太冲、侠溪、血海。

刮痧方法 患者取合适体位，找准穴位后，进行常规消毒，然后在所选穴位上均匀涂抹刮痧油或润肤乳，以泻法刮拭。用面刮法先刮背部肝俞、胆俞，再刮上肢外关，最后用单角刮法刮拭曲泉、太冲、侠溪、血海。

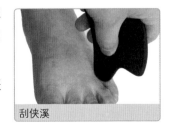
刮侠溪

115 神经性皮炎

神经性皮炎好发于颈部、四肢、腰骶，是以对称性皮肤粗糙肥厚、剧烈瘙痒为主要表现的皮肤性疾病。本病多见于青年和成年人，儿童一般不发病。夏季多发或季节性不明显。

临床表现

本病多发生在颈后部或其两侧、肘窝、腘窝、前臂、大腿、小腿及腰骶部等。常成片出现，呈三角形或多角形的平顶丘疹，皮肤增厚，皮脊突起，皮沟加深，形似苔藓。常呈淡红色或淡褐色。剧烈瘙痒是其主要症状。如全身皮肤有较明显损害者，又称之为弥漫性神经性皮炎。

治疗方法

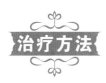
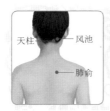
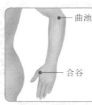
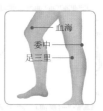

选穴 风池、天柱、肺俞、曲池、合谷、足三里、血海、委中。

刮痧方法 病变部位不要刮拭。患者取合适体位，找准穴位后，进行常规消毒，然后在所选穴位上均匀涂抹刮痧油或润肤乳，以泻法刮拭。用面刮法或单角刮法先刮头部风池、天柱，再刮背部肺俞，然后刮曲池、合谷，最后刮下肢足三里、血海、委中。

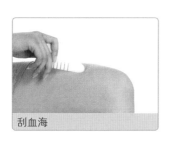

刮血海

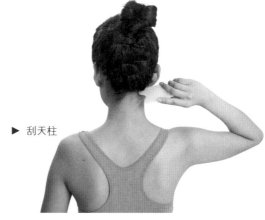

▶ 刮天柱

116 疲劳综合征

疲劳综合征主要表现为神疲乏力、失眠多梦、耳鸣、健忘、腰酸背痛、头发脱落及须发早白等。本病的特点是持续反复发作，时间可达6个月以上，即使充分休息也无法解除。本病属中医"虚劳"范畴，多由饮食不节、劳逸失度等所致。

临床表现

疲劳综合征多数表现为心情抑郁，焦躁不安，记忆力下降，犹豫不决，反应迟钝，注意力不集中，做事缺乏信心。

在身体方面，可能过瘦或者过胖，容颜早衰，面色无华，过早出现面部皱纹或色素斑；肢体皮肤粗糙，干涩，脱屑较多；指（趾）甲失去正常的平滑与光泽；毛发脱落，蓬垢，易断，失光。食欲缺乏，对各种食品均无食欲。同时眼睛疼痛，对光敏感，还可能有耳鸣、听力下降等症状。

治疗方法

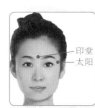

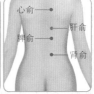
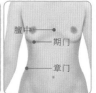

选穴 印堂、太阳、百会、风府、风池、心俞、肝俞、脾俞、肾俞、膻中、期门、章门。

刮痧方法 患者取合适体位，进行常规消毒，然后在所选穴位上均匀涂抹刮痧油或润肤乳（穴位处头发覆盖的，不需涂抹刮痧油或润肤乳），以补法刮拭。先用厉刮法刮头部印堂、太阳、百会、风府、风池；再用单角刮法刮背部心俞、肝俞、脾俞、肾俞，也可以用点按法刮心俞、肾俞，切忌刮时用力要轻柔；最后用面刮法刮膻中、期门和章门。需要注意的是，刮拭头部穴位动作宜轻柔。

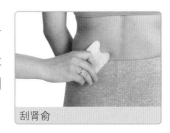
刮肾俞

117 抵抗力下降

营养不良、长期患病以及慢性消耗性疾病、劳累以及过度疲劳、受冷、特殊生理时期、情绪的改变（急躁、悲伤等）以及人体正常菌群紊乱等均可以导致机体抵抗力下降。

临床表现

工作一般提不起精神，稍微做一点事情就感觉累，但没有任何器质性病变，经过休息后可缓解，可持续不了几天，疲劳感又出现。同时，还经常感冒，感冒后要经历很长一段时间才能治好，伤口容易感染，红肿甚至流脓。除此之外还有食欲缺乏。

治疗方法

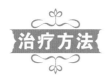 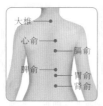 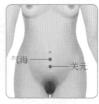 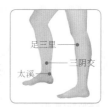

选穴　大椎、心俞、膈俞、脾俞、胃俞、肾俞、关元、气海、足三里、三阴交、太溪。

刮痧方法　患者取合适体位，找准穴位后，进行常规消毒，然后在所选穴位上均匀涂抹刮痧油或润肤乳，以补法刮拭。先用单角刮法刮背部的大椎、心俞、膈俞、脾俞、胃俞、肾俞；再用面刮法刮腹部的关元和气海，最后用面刮法刮下肢部的足三里、三阴交、太溪，以皮肤发红或出痧为度。也可以用点按法刮心俞、脾俞、肾俞、足三里等穴，切忌刮时用力要轻柔。

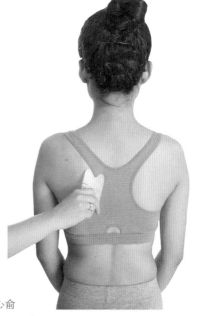

▶ 刮心俞

空调病

118

空调病是由于长时间在空调下工作，空气不流通，环境得不到改善，出现鼻塞、头昏、打喷嚏、耳鸣、乏力、记忆力减退或皮肤过敏等症，又称为"空调综合征"。本病一般发于老人、儿童和妇女。

临床表现

空调病因人而异，一般表现为畏冷不适、疲乏无力、四肢肌肉关节酸痛、头痛、腰痛。严重的还可引起口眼㖞斜，原因是耳局部组织血管神经功能发生紊乱，使位于茎乳孔部的小动脉痉挛，引起面部神经原发性缺血，继之静脉充血、水肿，水肿又压迫面神经，患侧口角㖞斜。

治疗方法

 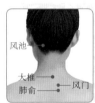 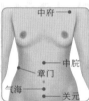 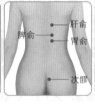 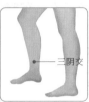

选穴及操作部位 头痛、咽痛、疲倦者取风池、大椎、风门、肺俞、肩胛部、中府；胃肠道症状明显者取中脘、章门、气海、脾俞、胃俞；月经失调者取肝俞、脾俞、次髎、气海、关元、三阴交。

刮痧方法 患者取合适体位，找准穴位及操作部位后，进行常规消毒，然后在所选穴位及操作部位上均匀涂抹刮痧油或润肤乳，以平补平泻法刮拭。头痛、咽痛、疲倦者用单角刮法或面刮法先刮头部风池，再刮背部大椎、风门、肺俞、肩胛部，最后刮胸部中府；胃肠道症状明显者先用单角刮法刮背部脾俞、胃俞，再用面刮法刮腹部中脘、章门、气海；月经失调者用面刮法先刮背部肝俞、脾俞、次髎，再刮腹部气海、关元，最后刮下肢三阴交。

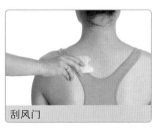
刮风门

119 痤疮

痤疮又被称为粉刺，是毛囊皮脂腺结构的慢性、炎症性疾病，也就是我们常说的"粉刺"。痤疮好发于颜面、背部和胸部，一般多发生于青年人，皮肤丘疹如刺，可挤出白色碎米样粉汁。

临床表现

基本损害为毛囊性丘疹，中央有一黑点，称黑头粉刺；周围色红，挤压有米粒样白色脂栓排出，另有无黑头、呈灰白色的小丘疹，称白头粉刺。

本病的病变部位以颜面为多，亦可见于胸背上部及肩胛处，胸前、颈后、臀部等处。自觉可稍有瘙痒或疼痛，病程缠绵，往往此起彼伏，新疹不断继发，有的可迁延数年或十余年。

治疗方法

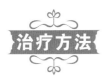
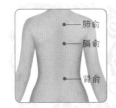
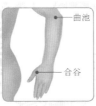
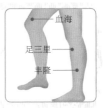

选穴 肺俞、膈俞、肾俞、曲池、合谷、血海、足三里、丰隆。

刮痧方法 患者取合适体位，找准穴位后，进行常规消毒，然后在所选穴位上均匀涂抹刮痧油或润肤乳，以泻法刮拭。用面刮法或单角刮法先刮背部肺俞、膈俞、肾俞，再刮上肢部曲池及手部合谷，最后刮下肢部血海、足三里和丰隆，以出痧为度。

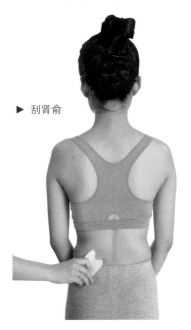

▶ 刮肾俞

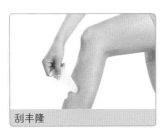

刮丰隆

120 酒渣鼻

　　酒渣鼻是发生于鼻、额、颊部的以红斑、毛细血管扩张、丘疹、脓疱为主要特征的慢性炎症性皮肤病，中医别名"赤鼻"，俗称"红鼻子"或"红鼻头"。本病多发于中年人，且女性多于男性，但若男性得此病，病情会较为严重。本病的发生与螨虫感染以及嗜烟酒及辛辣刺激性食物、习惯性便秘、内分泌失调等因素有关。

临床表现

　　早期表现为在颜面中部发生弥漫性暗红色斑片，伴发丘疹、脓疱和毛细血管扩张，晚期出现鼻赘。

治疗方法

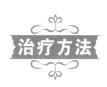
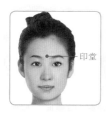
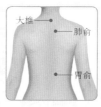
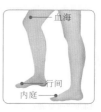

　　选穴　印堂、大椎、肺俞、胃俞、血海、内庭、行间。

　　刮痧方法　患者取合适体位，找准穴位后，进行常规消毒，然后在所选穴位上均匀涂抹刮痧油或润肤乳，以泻法刮拭。先用平刮法或单角刮法刮面部印堂，再刮背部大椎、肺俞、胃俞，然后用单角刮法刮下肢血海及足部内庭、行间。

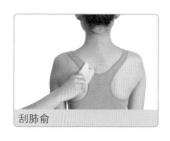
刮肺俞

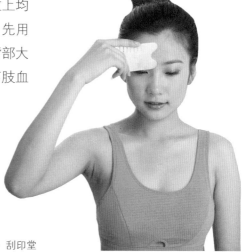
▶ 刮印堂

121 斑秃

斑秃俗称鬼剃头，是一种骤然发生的局限性斑片状脱发性毛发病。病变处头皮正常，无炎症及自觉症状。本病病程经过缓慢，可自行缓解和复发。如果整个头皮的毛发脱落称为全秃；若全身所有毛发均脱落，称普秃。

病因至今不明，一般认为与遗传和免疫系统有关，精神因素可诱发或加重病情。斑秃可发生在从婴儿到老人的任何年龄，但以中年人较多，性别差异不明显。属中医"油风"范畴。

临床表现

斑秃是以头发突然出现圆形、椭圆形脱发为特征。斑秃可发于人体的任何部位，但一般见于头部，也有的发生于眉毛或者胡须等处。斑秃初期时多为独立、局限性脱发，直径为1～2厘米或更大，边缘清晰。

随着病情的进展，皮损可逐渐增大，数目也逐渐增多，相邻的皮损区可互相融合，形成大小形状不一的斑片。病情若继续发展，皮损可累及全头，以至头发全部脱落。此时，头皮仍可保持正常外观。严重者，除了头发脱落，全身各处毛发都脱落。

治疗方法

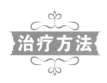
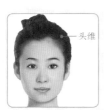
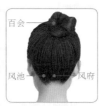

头维

百会　风池　风府

肝俞　肾俞

选穴　阿是穴（脱发区）、百会、头维、风池、风府、肝俞、肾俞。

刮痧方法　患者取合适体位，找准穴位后，进行常规消毒，然后在所选穴位上均匀涂抹刮痧油或润肤乳（如穴位处有头发覆盖，不需涂抹刮痧油），以泻法刮拭。先用平刮法刮阿是穴（脱发区），再用厉刮法刮百会、头维、风池、风府，最后用单角刮法刮肝俞和肾俞。头部穴位每个穴位刮20～30次，至局部皮肤发红发热即可。

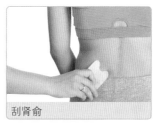

刮肾俞

122 黄褐斑

黄褐斑是一种以面部发生黄褐色斑片为特征的色素代谢异常皮肤病，多发生于妊娠妇女身上。

黄褐斑是慢性病程，有一定季节性，夏重冬轻。引起黄褐斑的因素很多，主要有内分泌因素、物理性因素、化学性因素、炎症性因素、营养性因素等，长期的精神紧张、慢性肝功能不良、结核病、癌瘤、慢性酒精中毒等，均可诱发黄褐斑。

临床表现

其主要表现是皮损为淡褐色、深褐色或黑褐色斑片，多对称分布于额、眉、颊、鼻、上唇等处，大小不等，形状不规则，无自觉症状。

中医将黄褐斑分为肝气郁结和肝肾阴虚两类，肝气郁结者，伴有情志抑郁或易怒，口干口苦，便秘；肝肾阴虚者伴腰膝酸软，倦怠，乏力，手足心热，入夜尤甚。

治疗方法

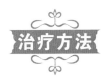
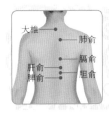
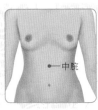
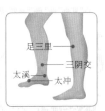

选穴 阿是穴、大椎、肺俞、膈俞、肝俞、胆俞、脾俞、中脘、足三里、三阴交、太溪、太冲。

刮痧方法 患者取合适体位，找准穴位后，进行常规消毒，然后在所选穴位上均匀涂抹刮痧油或润肤乳。肝气郁结者以泻法刮拭，肝肾阴虚者以补法刮拭。先用平刮法刮面部阿是穴，再用面刮法刮背部的大椎、肺俞、膈俞、肝俞、胆俞、脾俞，再用单角刮法刮腹部中脘，最后用面刮法刮下肢足三里、三阴交及足部太溪、太冲。

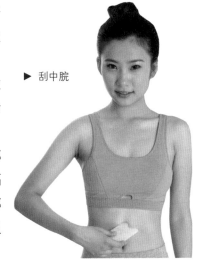

▶ 刮中脘

123 雀斑

雀斑是常见的黑色素增多而形成的淡褐色针尖至米粒大小的斑点状皮肤病。

本病特点是夏季因日晒而变深，冬季避晒减轻，无痒痛。雀斑颜色的轻重、斑点数的多少是随遗传程度、光照强度、年龄大小、地域不同、种族不同、职业与工作环境不同，甚至与心情不同、睡眠是否充足有一定关系。

本病多发于女性，男性也有发生。其发病原因是先天肾水不足，阴虚火邪上炎，日晒热毒内蕴，郁于皮内所致。

临床表现

多发生于暴露部位，如面部、颈部、手背，对称分布。尤其是鼻与两颊周围最为常见，大小如同针尖至米粒大，直径一般在2毫米以下，呈淡褐色至深褐色不等；分布数量少者几十个，多者成百，多数呈密集分布，但互不融合，孤立的布散在面部周围。

治疗方法

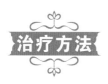
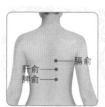
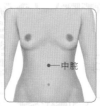
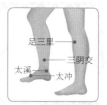

选穴 阿是穴、膈俞、肝俞、脾俞、中脘、足三里、三阴交、太溪、太冲。

刮痧方法 患者取合适体位，找准穴位后，进行常规消毒，然后在所选穴位上均匀涂抹刮痧油或润肤乳，以泻法刮拭。先用平刮法刮面部的阿是穴，然后用单角刮法刮背部的膈俞、肝俞和脾俞，再用面刮法刮腹部的中脘，最后用面刮法刮下肢部的足三里、三阴交及足部的太溪和太冲，以皮肤发红或出痧为度。

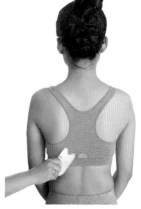

▶ 刮肝俞

124 单纯性肥胖症

主要由遗传因素及营养过剩引起的肥胖，称为单纯性肥胖症。这类患者全身脂肪分布比较均匀，没有内分泌紊乱现象，也无代谢障碍性疾病，其家族往往有肥胖病史。

小贴士

单纯性肥胖症又分为体质性肥胖症和过食性肥胖症两种。

①体质性肥胖症：是由于遗传和机体脂肪细胞数目增多而造成的，也与25岁之前营养过剩有关，这类人的物质代谢较慢，合成代谢超过分解代谢。

②过食性肥胖症：也称为获得性肥胖症，是由于人成年后有意或者无意过度饮食，使得摄入的热量大于身体生长的热量，多余的热量转化为脂肪，促进脂肪细胞肥大与细胞数目增加，脂肪大量堆积而导致肥胖。

治疗方法

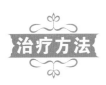
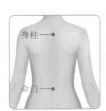
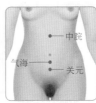
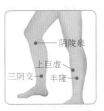

选穴 身柱至命门、中脘、气海至关元、丰隆、上巨虚、阴陵泉、三阴交。

刮痧方法 患者取合适体位，找准穴位后，进行常规消毒，然后在所选穴位上均匀涂抹刮痧油或润肤乳。补泻兼施。用面刮法或单角刮法先刮背部身柱至命门，再刮腹部中脘、气海至关元，最后刮下肢丰隆、上巨虚、阴陵泉、三阴交，以出痧为度，切忌刮时用力宜轻柔。

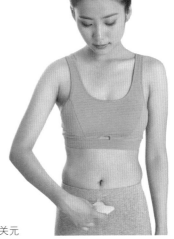

▶ 刮关元

第三章 妇科与男科常见病症的刮痧疗法

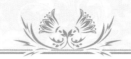

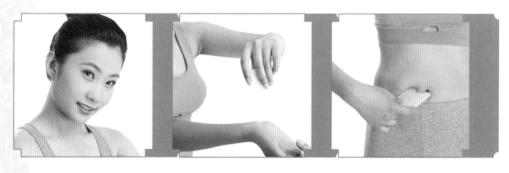

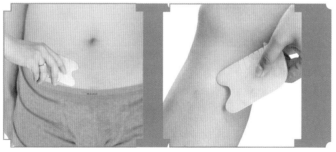

1 痛经

痛经指的是女性在月经期间或者来潮前后下腹部疼痛以及腰部疼痛，部分女性疼痛难忍，随着女性月经周期发作。本病在中医中属于"经行腹痛"范畴。

临床表现

痛经有原发性和继发性两种。

①原发性痛经：又叫做功能性痛经，一般见于未婚女性，多在来潮前的数个小时发作，月经时开始加重，有的数小时，有的也可以达到数天。疼痛呈阵发性下腹部和腰骶部绞痛。

②继发性痛经：多见于已婚女性，具有原发性痛经的症状且伴有原发性疾病（如子宫内膜异位症、子宫腺肌病、慢性盆腔炎、妇科肿瘤等）的病史及症状。

治疗方法

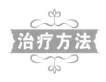
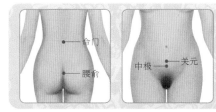
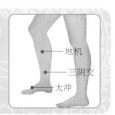

选穴 命门至腰俞、关元至中极、地机、三阴交、太冲。

刮痧方法 患者取合适体位，找准穴位后，进行常规消毒，然后在所选穴位上均匀涂抹刮痧油或润肤乳，气血虚弱者以补法刮拭，血瘀者则以泻法刮拭。用面刮法或单角刮法先刮背部命门至腰俞，再刮腹部关元至中极，最后刮地机、三阴交、太冲。

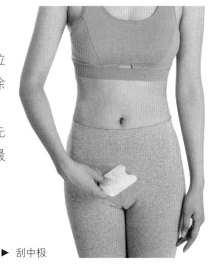

▶ 刮中极

闭经

2

　　假如女性在18岁之后还没有来过月经，或者在来过月经后停经3个月以上称之为闭经。前者叫原发性闭经，后者叫继发性闭经。

　　一些少女初潮后第二次间隔了几个月，或者一两年内月经都不规律，两次月经时间间隔较长，都不能算闭经，因为她们的生殖器官还没发育完整，卵巢的功能还不完善，属于正常现象。本病属中医"经闭"范畴。

临床表现

　　年逾16周岁尚未行经，或由月经后期、量少逐渐至闭经，素体虚弱，畏寒四肢冰冷，腰膝冷痛，小便清长；舌淡，苔白，脉沉弱。

治疗方法

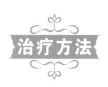
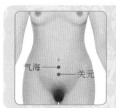
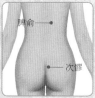
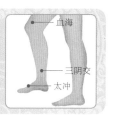

　　选穴　气海至关元、脾俞、次髎、血海、三阴交、太冲。

　　刮痧方法　患者取合适体位，找准穴位后，进行常规消毒，然后在所选穴位上均匀涂抹刮痧油或润肤乳，以泻法刮拭。用面刮法或单角刮法先刮腹部的气海至关元，再刮脾俞、次髎，最后刮血海、三阴交、太冲。

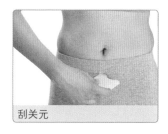
刮关元

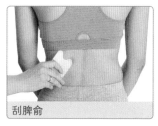
刮脾俞

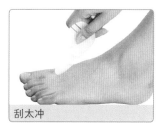
刮太冲

3 月经先期

月经周期以一月为准，每月超前六七天以上，甚至一月两潮，称为月经超前、"月经先期"，是由于卵泡期短、卵泡发育迅速或黄体功能不全引起。

临床表现

临床多见于生育年龄的妇女。如仅提前三五天，且无其他的明显症状属于正常范围。或偶然超前一次者，亦不作月经先期病论。

月经先期临床上分为血热内扰和气不摄血两个证型。血热内扰的表现特点为经行先期，量多，色紫红，质黏稠，口渴，小便黄。气不摄血的症状特点为经行先期，量多色淡、质稀，小腹有空坠感，神疲懒言。

治疗方法

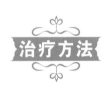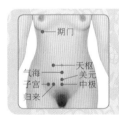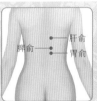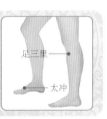

选穴 中极、关元、气海、子宫、期门、天枢、归来、肝俞、脾俞、胃俞、足三里、太冲。

刮痧方法 患者取合适体位，找准穴位后，进行常规消毒，然后在所选穴位上均匀涂抹刮痧油或润肤乳。血热内扰者以泻法刮拭，气不摄血者以补法刮拭。用单角刮法或面刮法先刮中极、关元、气海、子宫、期门、天枢、归来，再刮背部肝俞、脾俞、胃俞，最后刮足三里、太冲。

▶ 刮太冲

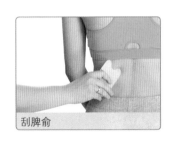
刮脾俞

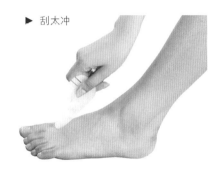

4 月经后期

月经周期延后七天以上，甚或四五十天一至的，称"月经后期"，亦称"经行后期""经或错后"或"经迟"。

临床表现

假如月经延后三五天，也无其他的不适，不属于月经后期。若偶然一次延期，下次依然如期来潮者，或者青春期初潮后数月内或于更年期月经时有延后，无其他症状，都不属于本病范畴。

本病可以分为血虚、血寒、气滞三类。血虚者见于行经后期，量少色淡，面色萎黄，小腹空痛；血寒者见行经后期，小腹绞痛，得温痛减；气滞者见月经后期，小腹胀痛，精神抑郁，胸闷不舒。

治疗方法

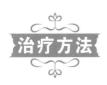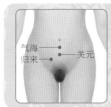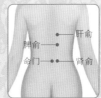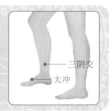

选穴 气海、关元、归来、肝俞、脾俞、肾俞。血虚者加三阴交；血寒者加命门；气滞者加太冲。

刮痧方法 患者取合适体位，找准穴位后，进行常规消毒，然后在所选穴位上均匀涂抹刮痧油或润肤乳。血虚、血寒者以补法刮拭，气滞者以泻法刮拭。先用面刮法刮腹部气海、关元、归来，再用单角刮法刮背部肝俞、脾俞、肾俞。血虚者以面刮法加刮三阴交；血寒者以单角刮法加刮命门；气滞者以面刮法加刮太冲。

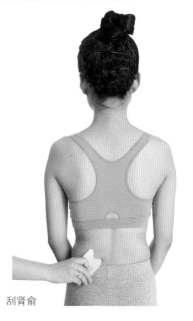

▶ 刮肾俞

5 功能失调性子宫出血

功能失调性子宫出血是一种常见的妇科疾病，是指异常的子宫出血，经诊查后未发现有全身及生殖器官器质性病变，而是由于神经内分泌系统功能失调所致。其主要表现为月经周期不规律，经量过多、经期延长或不规则出血。

临床表现

①青春期功能失调性子宫出血：月经期紊乱，经期长短不一，出血量时多时少，有时数月停经，然后发生不规则的阴道流血，出血量往往较多，持续 2～3 周甚至更长时间。也可表现为类似正常月经的周期性出血，但经量明显增多，经期延长等。

②更年期功能失调性子宫出血：闭经一段时间后发生出血，量的多少与时间不定，有的仅表现经量增多，经期延长。若为大量出血，可能会造成贫血。

③排卵型功能失调性子宫出血：有规律的月经周期，但周期缩短，或经前数日即有少量出血，经血量可无变化。多发生于产后或流产后恢复期妇女。

治疗方法

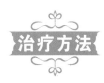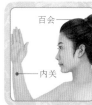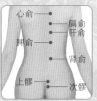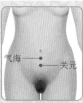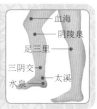

选穴 百会、心俞、膈俞、肝俞、脾俞、肾俞、上髎、次髎、气海、关元、内关、足三里、血海、阴陵泉、太溪、三阴交、水泉。

刮痧方法 患者取合适体位，找准穴位后，进行常规消毒，然后在所选穴位上均匀涂抹刮痧油或润肤乳。伴血色紫红、口渴者以泻法刮拭，伴血色鲜红、头昏心悸或血色淡、乏力倦怠者以补法刮拭。先用厉刮法刮头部百会（百会处有头发覆盖，不需涂抹刮痧油），再用面刮法刮腰背部心俞、膈俞、肝俞、脾俞、肾俞、上髎、次髎与上肢内关，然后用推刮法刮腹部气海、关元，最后用单角刮法刮足三里、血海、阴陵泉、太溪、三阴交、水泉。

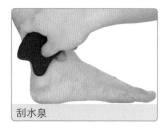

刮水泉

6 带下病

带下量明显增多，色、质、气异常，或伴有阴部及全身症状者，称为带下病。

临床表现

中医上一般将带下病分为三类。

①脾虚湿盛型带下病：证见带下量多，色白或淡黄，质稠，绵绵不断，面色不华，食少神疲，四肢不温，腹胀，便溏。

②肾虚寒湿型带下病：证见带下量多，色白清冷，质稀薄，腰脊酸冷，尿频清长或夜尿多，大便溏。

③湿热湿毒型带下病：证见带下量多，色黄质黏稠，甚至黄绿如脓，味臭，或挟血，阴部肿痛瘙痒，口苦，小便黄赤，舌红。

治疗方法

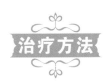
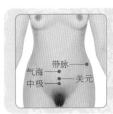
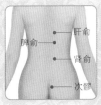
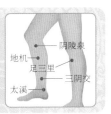

选穴 气海、关元、中极、带脉、次髎、肝俞、地机、三阴交、太溪。

脾虚湿盛者加脾俞、足三里；肾虚寒湿者加肾俞；湿热湿毒者加阴陵泉。

刮痧方法 患者取合适体位，找准穴位后，进行常规消毒，然后在所选穴位上均匀涂抹刮痧油或润肤乳。脾虚湿盛、肾虚寒湿者以补法刮拭，湿热湿毒者以泻法刮拭。先用推刮法刮腹部气海、关元、中极、带脉，再用面刮法刮次髎、肝俞，最后用单角刮法刮地机、三阴交、太溪。

脾虚湿盛者以面刮法加刮脾俞、足三里；肾虚寒湿者以面刮法加刮肾俞；湿热湿毒者以面刮法加刮阴陵泉。

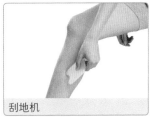

刮地机

7 乳腺增生症

乳腺增生症既非炎症又非肿瘤，它是单纯性乳腺增生、乳腺腺病、乳腺囊性增生病的总称，属于腺组织的一种良性增生性疾病。多见于25～45岁的女性。本病属中医"乳癖"范畴。

临床表现

本病的主要症状是乳房肿痛与肿块。

①乳房肿痛：一般是胀痛或者刺痛，可累及一侧或者两侧乳房，以一侧多见，疼痛严重者不可触摸，以乳房肿块处为主，亦可向患侧腋窝、胸胁或肩背部放射；有些则表现为乳头疼痛或痒。乳房疼痛常于月经前数天出现或加重，行经后疼痛明显减轻或消失；疼痛亦可随情绪变化而波动。这种与月经周期及情绪变化有关的疼痛是乳腺增生症临床表现的主要特点。

②乳房肿块：可发生在单侧或者双侧乳房内，单个或者多个。肿块形状有片块状、结节状、条索状、颗粒状等，其中以片块状为多见。肿块边界不明显，与周围组织无粘连，经常有触痛，肿块大小不一，小者如粟粒，大者直径有3～4厘米，肿块随着月经的变化而变化。

同时本病还伴有月经失调，容易生气等症状。

治疗方法

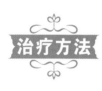

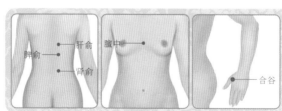

选穴 肝俞、脾俞、肾俞、膻中、合谷、足三里、三阴交、太溪、太冲。

刮痧方法 患者取合适体位，找准穴位后，进行常规消毒，然后在所选穴位上均匀涂抹刮痧油或润肤乳，以泻法刮拭。先用推刮法刮背部的肝俞、脾俞、肾俞，再用单角刮法刮胸部膻中，然后用点按法刮合谷，最后刮足三里、三阴交、太溪、太冲。

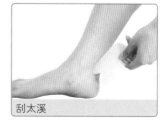

刮太溪

慢性盆腔炎

慢性盆腔炎是指女性内生殖器及其周围结缔组织、盆腔腹膜的慢性炎症。

本病多因急性盆腔炎治疗不彻底所致，属于中医的"癥瘕""痛经""月经不调""带下"等病证范畴。

临床表现

患者下腹部坠胀疼痛是最常见的症状，并且往往在经期或劳累后加重，同时白带增多，月经量有可能增多，腰骶酸痛，部分患者还可有性交痛。

妇科检查时见子宫后屈，活动差，子宫旁可扪及增粗的输卵管，有压痛。如果有炎性包块形成，检查时可在宫旁或子宫后方触及包块，活动不良，有压痛。

治疗方法

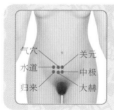
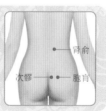

选穴　中极、关元、水道、归来、大赫、气穴、次髎、胞肓、肾俞。

刮痧方法　患者取合适体位，找准穴位后，进行常规消毒，然后在所选穴位上均匀涂抹刮痧油或润肤乳，以补法刮拭。用面刮法或单角刮法先刮腹部中极、关元、水道、归来、大赫、气穴，再刮腰背部肾俞、次髎、胞肓。

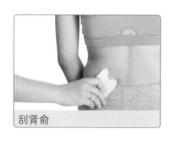

刮肾俞

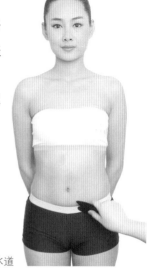

▶ 刮水道

9 脏躁

脏躁是因情志不舒，郁火内扰，或天癸将绝之时，阴血亏虚，阴阳失调，气机紊乱，心神不宁所致，是一种情志表现异常，以精神抑郁，心中烦乱，无故悲伤欲哭，或哭笑无常，呵欠频作等为主要临床表现的疾病。

本病相当于现代医学中的"癔症"（又称"歇斯底里"），以女性患者为多，发病前多因所处环境不太如意，或外遇悲哀之事过度悲伤，致忧愁思虑，委屈难言，积久伤心，火郁于内，形成一种受压抑的心境。

临床表现

本病大多发生在性格内向兼有神经质的妇女，患者表现精神忧郁，烦躁不安，发作性的哭笑无常，周身疲惫，频作呵欠，精神不振，情绪易激动，无故悲伤，喜怒不节，言行失常；恍惚多梦，心烦不眠，坐卧不安，喜独居暗室，畏声怕光，身如蚁走；不思饮食，口干多汗，大便秘结；腹诊发现右腹直肌挛急，或右胁下脐旁拘急有结块可触。

因本病属内伤虚证，五志化火由血虚引动，故治疗上虽谓有火而不宜苦降，虽属虚证但不宜大补，治以甘润滋养为主。

治疗方法

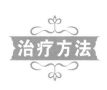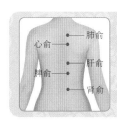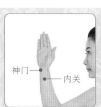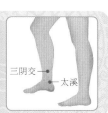

选穴 肺俞、心俞、肝俞、脾俞、肾俞、内关、神门、三阴交、太溪。

刮痧方法 患者取合适体位，找准穴位后，进行常规消毒，然后在所选穴位上均匀涂抹刮痧油或润肤乳，以补法刮拭。用面刮法或单角刮法先刮拭背部肺俞、心俞、肝俞、脾俞、肾俞，再刮上肢内关、神门，最后刮三阴交、太溪。可用较重的力度刮拭背部穴位，刮至局部出现痧痕，轻刮上肢及下肢、足部穴位，刮至局部出现潮红为止。

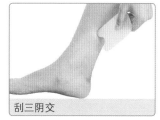
刮三阴交

10 更年期综合征

更年期是指妇女从性成熟期逐渐进入老年期（一般在45～52岁）的过渡时期，包括绝经前期、绝经期、绝经后期。

更年期妇女约1/3能通过神经内分泌的自我调节达到新的平衡而无自觉症状，2/3妇女则出现一系列因卵巢功能衰退甚至消失而引起的性激素减少、内分泌失调和自主神经功能紊乱的症状，称为更年期综合征。

临床表现

①精神、神经症状：如忧虑、抑郁、易激动、失眠、好哭、记忆力减退、思想不集中等，有时喜怒无常，类似精神病发作。

②心血管症状：阵发性潮红及潮热，每天数次至数十次，时热时冷，影响情绪、工作及睡眠，常使患者感到十分痛苦，有时还伴有胸闷、气短、眩晕等症状。

③月经失调症状：月经周期紊乱，经期延长、经血量增多甚至血崩，有些女性可有周期延长、经血量渐少，以后月经停止；少数女性出现骤然月经停止症状。

④骨及关节症状：更年期女性往往有关节痛的表现，一般多累及膝关节。

治疗方法

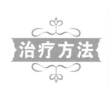
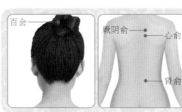
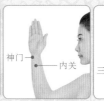
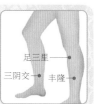

选穴 百会、心俞、肾俞、厥阴俞、神门、内关、足三里、丰隆、三阴交。

刮痧方法 患者取合适体位，找准穴位后，进行常规消毒，然后在所选穴位上均匀涂抹刮痧油或润肤乳。精神抑郁、善叹息、情绪不宁、腹胀、食欲差者以泻法刮拭；精神恍惚、心神不宁、多思善虑、心急健忘、头晕乏力用补法刮拭。用面刮法先刮头部的百会（百会处有头发覆盖，不需涂抹刮痧油），再刮背部心俞、肾俞、厥阴俞，然后用单角刮法刮上肢部神门、内关，最后用面刮法刮下肢部足三里、丰隆、三阴交。

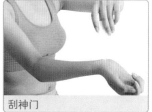
刮神门

女性不孕症

11

女性不孕症是指育龄夫妻同居2年以上，男方生殖功能正常，未采取避孕措施而未能怀孕者，称为不孕症。其中，从未受孕者称原发性不孕，曾有生育或流产又连续2年以上不孕者，称继发性不孕症。造成不孕症的原因有排卵障碍，以及输卵管、子宫、子宫颈因素等。

治疗方法

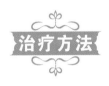
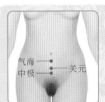
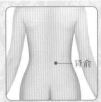
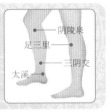

选穴 气海、关元至中极、肾俞、阴陵泉、足三里、三阴交、太溪。

刮痧方法 患者取合适体位，找准穴位后，进行常规消毒，然后在所选穴位上均匀涂抹刮痧油或润肤乳，以补法刮拭。用面刮法或单角刮法先刮腹部的气海、关元至中极，再刮背部肾俞，最后刮下肢部的阴陵泉、足三里、三阴交及足部太溪。

▶ 刮关元

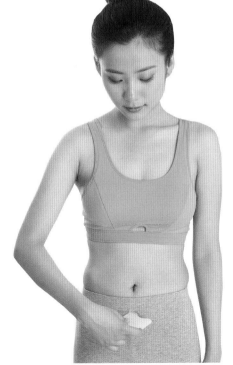

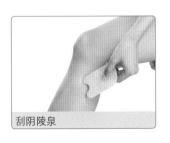

刮阴陵泉

12 子宫阵缩乏力

子宫收缩乏力是指宫缩的极性、对称性和节律性正常，但宫缩弱而无力，持续时间短，间歇时间长或不规则。

临床表现

子宫阵缩乏力可以分为原发性和继发性两种。

①原发性子宫阵缩乏力：指产程开始子宫阵缩乏力，宫口不能如期扩张，胎先露部不能如期下降，产程延长。

②继发性子宫阵缩乏力：指产程开始子宫收缩正常，只是在产程进展到某阶段（多在活跃期或第二产程），子宫收缩转弱，产程进展缓慢，甚至停滞。

治疗方法

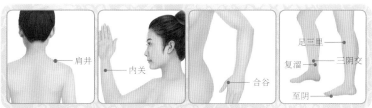

选穴 至阴、肩井、合谷、内关、足三里、三阴交、复溜。

刮痧方法 患者取合适体位，找准穴位后，进行常规消毒，然后在所选穴位上均匀涂抹刮痧油或润肤乳，以补法刮拭。先用面刮法刮足部至阴，再用单角刮法刮肩井，然后用平面按揉法刮合谷、内关，再刮足三里、三阴交、复溜。

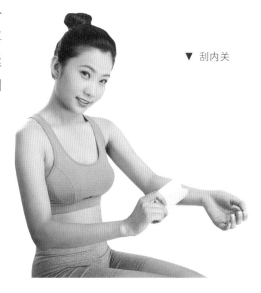

▼ 刮内关

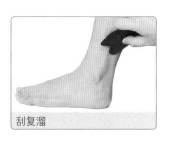

刮复溜

妊娠呕吐

13

妊娠呕吐是指孕妇在孕早期经常出现择食、食欲缺乏、轻度恶心呕吐、头晕、倦怠，称为早孕反应，一般于停经40天左右开始，孕12周以后反应消退，对生活和工作影响不大。少数妇女呕吐频繁，无法进食，导致体重下降，甚至脱水，危及生命。

本病多发于初孕妇，孕早期多见，极少数症状严重，持续到妊娠中、晚期则预后多不良。恶性呕吐是指极为严重的妊娠剧吐，患者可因酸中毒、电解质紊乱、肝肾功能衰竭而死亡。

临床表现

孕妇怀孕6周之后出现恶心、流涎和呕吐并随妊娠逐渐加重，至停经8周左右发展为频繁呕吐不能进食，呕吐物中有胆汁或咖啡样分泌物。

由于长期呕吐导致脱水、电解质紊乱，氢、钠、钾离子大量丢失，出现低钾血症。患者消瘦明显，极度疲乏，口唇干裂，皮肤干燥，眼球凹陷，尿量减少，营养摄入不足使体重下降。

严重呕吐致食管破裂，食管与胃交界处黏膜裂伤出血，可能导致胎儿生长受限，甚至胎儿宫内死亡。

治疗方法

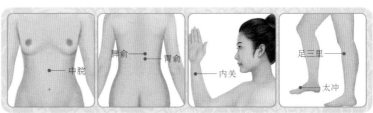

选穴 脾俞、胃俞、中脘、内关、足三里、太冲。

刮痧方法 患者取合适体位，找准穴位后，进行常规消毒，然后在所选穴位上均匀涂抹刮痧油或润肤乳，以平补平泻法刮拭。先用面刮法刮拭背部脾俞、胃俞，再用点按法点按腹部中脘与上肢内关，最后用面刮法刮足三里、太冲。

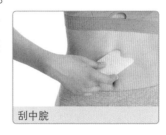

刮中脘

子宫脱垂

子宫脱垂就是子宫从正常位置沿着阴道下降，甚至脱出阴道口外。造成产妇产后子宫脱垂的原因有急产，即从规律宫缩至胎儿娩出不到3小时。由于盆底组织和阴道肌肉还没有来得及经过逐渐地扩张，就被突然的、强大的胎头压迫并撕裂，又没有及时修补，分娩后盆底支持组织未能恢复正常。

此外，滞产，或产后便秘，产后咳嗽，持续下蹲动作，产后下床劳动过早、过重，使腹压增加，都可引起子宫脱垂。

临床表现

子宫脱垂根据程度不同，分为Ⅰ、Ⅱ、Ⅲ度。

①Ⅰ度：没有明显不适，有的在长期站立或重体力劳动后感到腰酸、下坠。

②Ⅱ度：子宫颈及部分子宫体脱出阴道口。

③Ⅲ度：患者会感到下腹、阴道、会阴部有下坠感，伴腰酸背痛，自觉有块状物从阴道脱出，行走或劳动后更加明显，卧床休息后可以恢复。也有的需要用手帮助回纳复位，起来后又会掉出来。

治疗方法

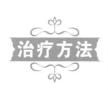
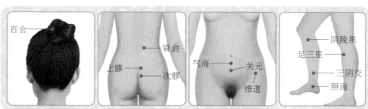

选穴　百会、肾俞、上髎、次髎、气海、关元、维道、足三里、阴陵泉、三阴交、照海。

刮痧方法　患者取合适体位，找准穴位后，进行常规消毒，然后在所选穴位上均匀涂抹刮痧油或润肤乳，以补法刮拭。用平刮法刮头部百会（百会处有

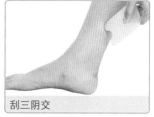
刮三阴交

头发覆盖，不需涂抹刮痧油）；用面刮法或单角刮法先刮腰背部肾俞、上髎、次髎，再刮腹部气海、关元、维道，最后刮下肢足三里、阴陵泉、三阴交及足部照海。力度要以患者可耐受为准，以出痧为度。

15 产后腹痛

产妇在产褥期内发生的与分娩或产褥有关的小腹疼痛，称产后腹痛。本病多发生于新产妇。本病属中医"儿枕痛"范畴。

临床表现

本病一般在产后1~2天出现，3~4天自行消失，少数疼痛剧烈或持续时间较长者需要治疗，一般无畏寒发热等症。

治疗方法

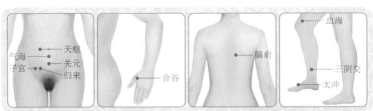

选穴 子宫、气海、关元、天枢至归来、合谷、膈俞、三阴交、血海、太冲。

刮痧方法 患者取合适体位，找准穴位后，进行常规消毒，然后在所选穴位上均匀涂抹刮痧油或润肤乳，以泻法刮拭。用单角刮法或面刮法先刮腹部子宫、气海、关元、天枢至归来，再刮手部合谷，然后刮背部膈俞，最后刮三阴交、血海、太冲。

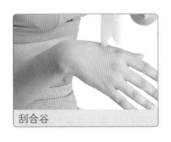
刮合谷

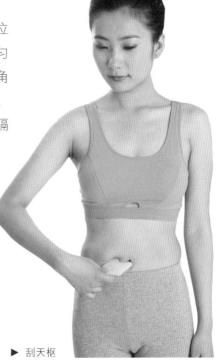
▶ 刮天枢

16 产后便秘

产后便秘指的是产妇产后饮食如常，但是大便不正常，数日不行或者排便时干燥疼痛，难以解出的病症，或称产后大便难，是最常见的产后病之一。如不及时治疗，常导致痔、脱水、肛裂甚至出现子宫脱垂等一系列后遗症。

本病是由于产妇分娩时血液暴失，精亏血损，气血不足，精血虚少则肠道失于滋润，气虚则大肠传送无力，导致大便秘结。

临床表现

临床症见产后大便数日不解，或便时干燥疼痛难下，但腹不痛，纳食如常，面色萎黄少华或白，皮肤不润或有头昏，心悸，气短，疲乏，舌淡，脉细弱，故产后便秘多属"虚证"范畴。

治疗方法

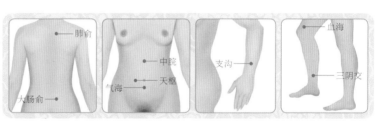

选穴 肺俞、大肠俞、中脘、气海、天枢、支沟、血海、三阴交。

刮痧方法 患者取合适体位，找准穴位后，进行常规消毒，然后在所选穴位上均匀涂抹刮痧油或润肤乳，以泻法刮拭。先用面刮法或单角刮法刮背部肺俞、大肠俞，再用单角刮法刮腹部中脘、气海和天枢，然后用垂直按揉法刮上肢支沟，最后用单角刮法刮下肢血海和三阴交。

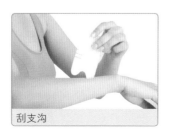

刮支沟

▶ 刮肺俞

17 产后缺乳

妇女产后乳汁分泌量少或全无，不能满足喂哺婴儿的需要，称为产后缺乳。乳汁的分泌多少与乳母的情绪、营养等都有密切的关系。乳汁太少有可能是因为乳母的乳腺发育较差、产后出血太多或者情绪欠佳等引起，感染、腹泻等也可能造成乳汁缺少，也可能是因乳汁不能畅流所致。

临床表现

产后缺乳可以分为以下三个类型。

①痰湿壅阻型：形体肥胖，产后乳汁不行，乳房胀痛，胸闷不舒，纳谷不香，厌油腻厚味，嗜卧倦怠，头晕头重。

②气血虚弱型：乳汁量少甚或全无，乳汁清稀，乳房柔软、无胀感，面色少华，头晕目眩，神疲食少。

③肝郁气滞型：产后乳汁分泌少，甚或全无，胸胁胀闷，情志抑郁，或有微热，食欲缺乏。

治疗方法

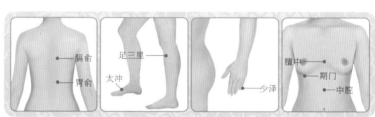

选穴 膈俞至胃俞、足三里、太冲、少泽、膻中、期门、中脘。

刮痧方法 患者取合适体位，找准穴位后，进行常规消毒，然后在所选穴位上均匀涂抹刮痧油或润肤乳。痰湿壅阻者或肝郁气滞者以泻法刮拭，气血虚弱者以补法刮拭。用面刮法先刮背部膈俞至胃俞，再刮下肢足三里、足部太冲与手部少泽，最后用单角刮法刮胸部膻中及腹部期门和腹部中脘。注意刮胸部时，切忌用力过度损伤皮肤。

▼ 刮膻中

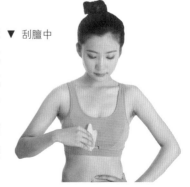

18 乳腺炎

乳腺炎是指乳腺的急性化脓性感染，是产褥期的常见病，也是引起产后发热的一个主要原因，好发于哺乳期妇女，尤其是初产妇。

临床表现

本病在哺乳期的任何时间都有可能发生，在哺乳开始最为常见。发病的时候，常有乳头皲裂、乳头隐畸形、乳房受挤压、乳汁淤积等诱因。初起乳房肿胀、疼痛，肿块压痛，表面红肿，发热；如继续发展，则症状加重，乳房搏动性疼痛。严重者伴有高热、寒战，乳房肿痛明显，局部皮肤红肿，有硬结、压痛，患侧腋下淋巴结肿大、压痛。

治疗方法

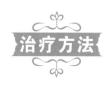
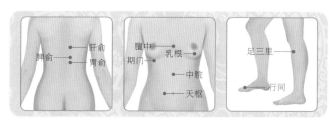

脾俞　肝俞　胃俞　膻中　期门　乳根　中脘　天枢　足三里　行间

选穴　肝俞、脾俞、胃俞、乳根、膻中、期门、中脘、天枢、足三里、行间。

刮痧方法　患者取合适体位，找准穴位后，进行常规消毒，然后在所选穴位上均匀涂抹刮痧油或润肤乳，以泻法刮拭。用单角刮法或面刮法先刮背部肝俞、脾俞、胃俞，再刮乳根、膻中、期门、中脘、天枢，最后刮下肢足三里、足部行间。力度要以患者接受程度为准，以出痧为度。

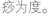
刮期门

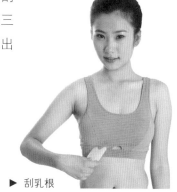
▶ 刮乳根

19 前列腺炎

前列腺炎是各种原因引起的前列腺组织的炎性疾病。常有葡萄球菌、链球菌等感染，可经过尿道、淋巴及血液传来。有急慢性之分。多发生于20～40岁青壮年。本病在中医中相当于"淋证""癃闭"范畴。

临床表现

临床上首先出现寒战、高热，继之出现尿频、尿急、尿痛，甚则血尿，会阴部胀痛，严重者可致尿潴留。慢性前列腺炎临床表现为轻度的尿频、尿急、尿痛，终尿有白色分泌物滴出；会阴、腰骶、小腹及外生殖器刺痛及坠胀感；性功能障碍。

治疗方法

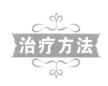
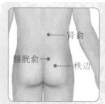
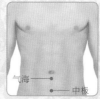

选穴 肾俞、膀胱俞、秩边、气海、中极、阴陵泉、三阴交、大敦。

刮痧方法 患者取合适体位，找准穴位后，进行常规消毒，然后在所选穴位上均匀涂抹刮痧油或润肤乳，以平补平泻法刮拭。先用面刮法刮肾俞、膀胱俞、秩边，再用点按法刮腹部气海、中极，最后用单角刮法刮阴陵泉、三阴交、大敦。

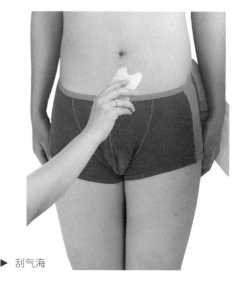

▶ 刮气海

20 前列腺增生症

前列腺增生症是老年男性常见病，男性40岁以上前列腺开始增生，但发病年龄均在50岁以后，发病率随着年龄的增大而增加。前列腺增生症的发病原因仍不很清楚。多数学者认为可能与体内性激素的平衡失调有关。本病属中医"癃闭""淋证""精癃"等范畴。

临床表现

常见症状有尿流无力，感觉膀胱内仍留有尿液未排尽，开始排尿时有困难，尿频、尿急(不能忍尿)，当前列腺增生的情况逐渐加重，尿道就会受到更大的压力而导致膀胱内的尿不能排出。

在少数男性中，前列腺增生所造成的阻塞会引起反复感染，引发排尿困难及结石。

治疗方法

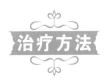
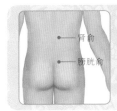
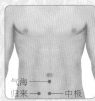
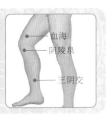

选穴 肾俞、膀胱俞、中极、气海、血海、归来、阴陵泉、三阴交。

刮痧方法 患者取合适体位，找准穴位后，进行常规消毒，然后在所选穴位上均匀涂抹刮痧油或润肤乳，以平补平泻法刮拭。用面刮法或单角刮法先刮腰背部的肾俞、膀胱俞，再刮腹部的气海、中极、归来，最后刮下肢部的血海、阴陵泉、三阴交。还可用点按法刮肾俞、膀胱俞、中极、阴陵泉等穴。刮拭时注意用力宜轻柔，避免刮伤皮肤。

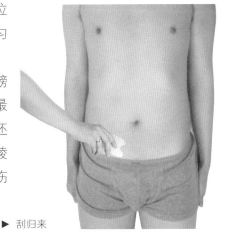

▶ 刮归来

早泄

早泄是指已做好性交准备，或阴茎插入阴道时间较短，在女性尚未达到性高潮，而男性的性交时间短于2分钟而过早射精，影响性生活的一种病症。

早泄是临床常见的性功能障碍之一。早泄如果不及时治疗，久之则易导致阳痿。需要注意的是偶然一次早泄不能称早泄，只有经常早泄而不能进行性交者，方可确认为早泄。

引起早泄的原因多种多样，但大多为精神心理因素，如精神过度紧张，身体过度疲劳，或手淫过频等。引起早泄的器质性原因较少，如多发性硬化、脊髓肿瘤、脑血管意外、包茎、尿道炎、附睾炎、慢性前列腺炎等。

治疗方法

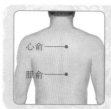
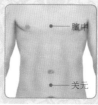
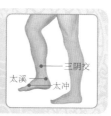

选穴 心俞、胆俞、膻中、关元、三阴交、太溪至太冲。

刮痧方法 患者取合适体位，找准穴位后，进行常规消毒，然后在所选穴位上均匀涂抹刮痧油或润肤乳，以补法刮拭。用单角刮法先刮背部的心俞、胆俞，再刮胸部膻中、腹部关元，最后刮三阴交、太溪至太冲。还可以用点按法刮心俞、关元、三阴交。

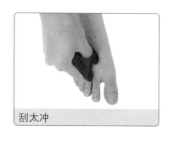
刮太冲

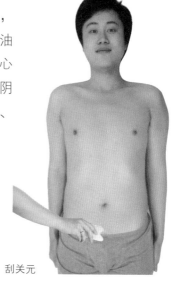
▶ 刮关元

阳痿

22

阳痿是指在有性欲要求时，阴茎不能勃起或勃起不坚，或者虽然有勃起且有一定的硬度，但不能保持性交的足够时间而影响性生活的一种病症。

阴茎完全不能勃起者称为完全性阳痿，阴茎虽能勃起但不具有性交需要的足够硬度者称为不完全性阳痿。从发育开始后就发生阳痿者称原发性阳痿。

引起阳痿的原因很多，精神紧张、性生活过频、其他重要器官的疾病、酗酒、长期使用一些药品（如催眠药或麻醉药品等）都可导致阳痿。50岁以上的男子出现阳痿，多数是生理性的退行性变化。

治疗方法

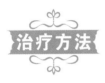
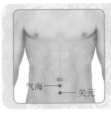
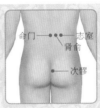
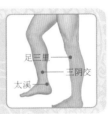

选穴　关元至气海、肾俞、命门、志室、次髎、足三里、三阴交、太溪。

刮痧方法　患者取合适体位，找准穴位后，进行常规消毒，然后在所选穴位上均匀涂抹刮痧油或润肤乳，以补法刮拭。用单角刮法先刮腹部关元至气海；再刮肾俞、命门、志室、次髎，最后刮下肢足三里、三阴交及足部太溪。

▲ 刮太溪

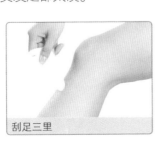

刮足三里

23 男性不育症

男性不育症是指夫妇婚后同居2年以上未采取任何避孕措施而女方未怀孕，其原因属于男方者，称为男性不育症。

临床上把男性不育分为性功能障碍和性功能正常两类，后者依据精液分析结果可进一步分为无精子症、少精子症、弱精子症、精子无力症和精子数正常性不育等。

治疗方法

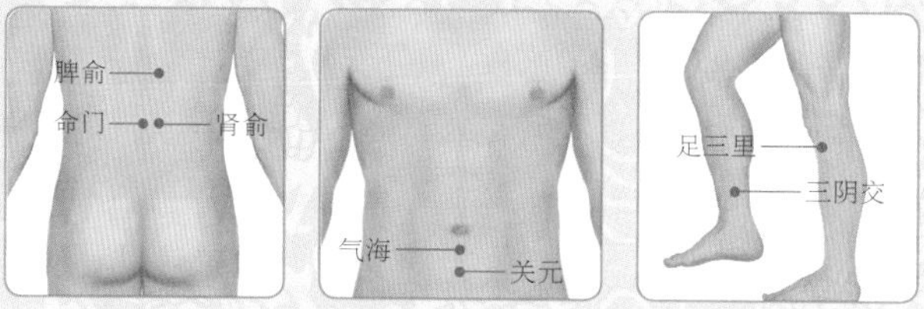

选穴 脾俞、肾俞、命门、气海、关元、足三里、三阴交。

刮痧方法 患者取合适体位，找准穴位后，进行常规消毒，然后在所选穴位上均匀涂抹刮痧油或润肤乳，以补法刮拭。用面刮法或单角刮法先刮脾俞、肾俞、命门，再刮腹部气海、关元，最后刮下肢足三里、三阴交。

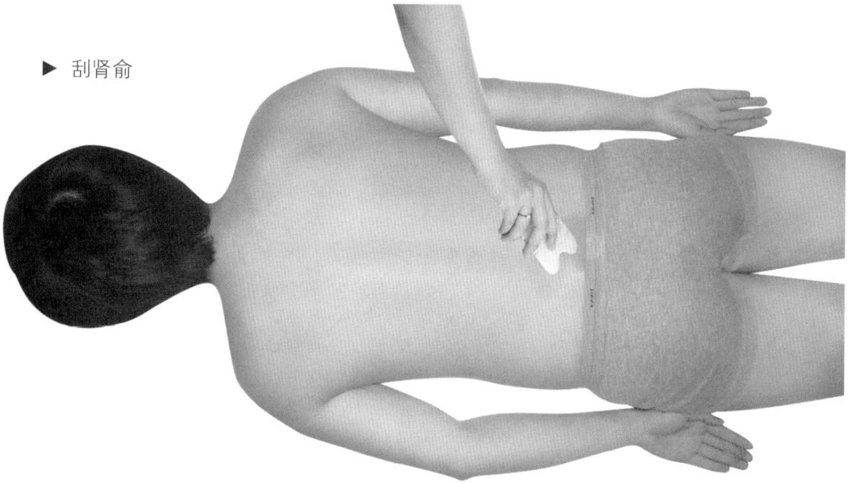

▶ 刮肾俞

第四章 儿科常见病症的刮痧疗法

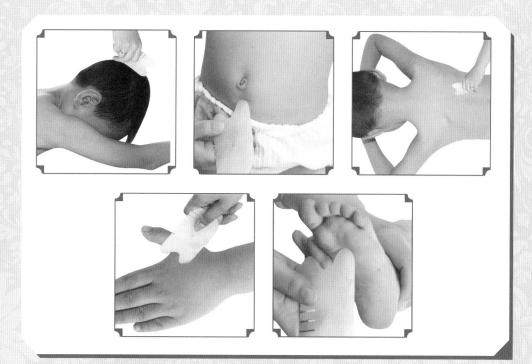

小儿遗尿

1

小儿遗尿俗称尿床，具体表现为小儿在睡梦中不自觉的排尿，醒后方知。3岁以下的小儿发育尚未健全，排尿的正常习惯还没有养成，受到精神刺激或者贪玩少睡、过度疲惫会发生遗尿，这不属于病态；假如超过3岁，特别是5岁之后，如果每周都出现熟睡中遗尿，就会被视为遗尿症。

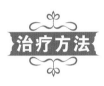

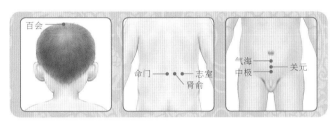

选穴 百会、命门、肾俞、志室、中极、关元、气海。

刮痧方法 患儿取合适体位，找准穴位后，进行常规消毒，然后在所选穴位上均匀涂抹刮痧油或润肤乳，以补法刮拭。用厉刮法刮头部百会（此穴处有头发覆盖，不用涂刮痧油），刮此穴20～30次，至此处皮肤发红发热为度；用面刮法先刮腰背部命门、肾俞、志室，再刮腹部的中极、关元、气海，以出痧为度。

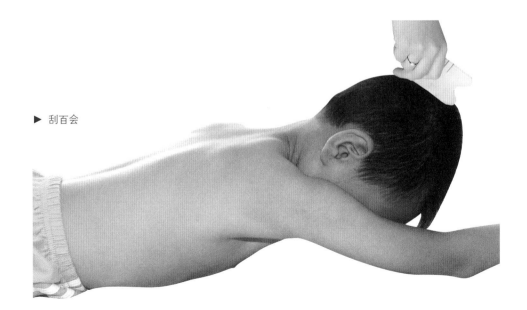

▶ 刮百会

儿童多动症

儿童多动症是指儿童智力正常或接近正常，但注意力涣散，情绪容易冲动，活动过多，并且有认知障碍和学习困难。本病是儿童时期最为常见的一种病症。本病男孩多于女孩，早产儿童患此病较多。

临床表现

本病患儿智力正常，但在学习、行为或者情绪方面有所缺陷，表现为注意力不集中，持续时间短暂，活动过多，以致影响学习。在家庭和学校中均难与人相处，日常生活中让家长和老师感到困难。

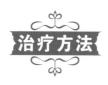

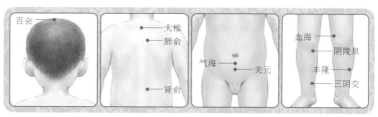

选穴 百会、大椎、肺俞、肾俞、气海、关元、血海、阴陵泉、丰隆、三阴交。

刮痧方法 患儿取合适体位，找准穴位后，进行常规消毒，然后在所选穴位上均匀涂抹刮痧油或润肤乳，以平补平泻法刮拭。先用厉刮法刮头部百会（此穴处有头发覆盖，不需涂抹刮痧油），再用单角刮法刮背部的大椎、肺俞、肾俞与腹部的气海、关元，最后用面刮法刮下肢部的血海、阴陵泉、丰隆、三阴交，以出痧为度。

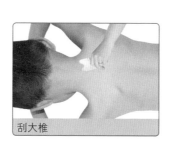

刮大椎

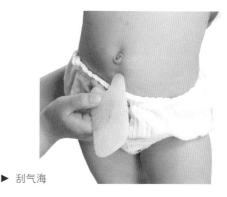

▶ 刮气海

3 小儿夜啼

小儿夜啼指的是小儿白天一切正常，但是到了晚上就啼哭不安，或者小儿每夜定时啼哭，甚则通宵达旦哭泣的一种疾病。引起本病的原因很多，如发热、受惊吓、饥饿等，其中一些都是小儿的正常反应，有一些则是病症。

临床表现

本病的具体表现是小儿多在夜间啼哭不止，白天正常；或阵阵啼哭，或通宵达旦，哭后仍能入睡；或伴见面红唇赤，或阵发腹痛，或腹胀呕吐，或时惊恐，哭声嘶哑等。一般持续时间，少则数日，多则经月，过则自止。

治疗方法

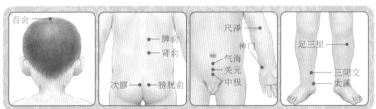

选穴 百会、脾俞、肾俞、膀胱俞、次髎、气海、关元、中极、尺泽、神门、足三里、三阴交、太溪。

刮痧方法 患儿取合适体位，找准穴位后，进行常规消毒，然后在所选穴位上均匀涂抹刮痧油或润肤乳，以泻法刮拭。先用厉刮法刮头部百会（此穴处有头发覆盖，不需涂抹刮痧油），再用面刮法刮腰背部的脾俞、肾俞、膀胱俞、次髎，然后用单角刮法刮腹部的气海、关元、中极，最后用面刮法刮上肢尺泽、神门，下肢足三里、三阴交及足部太溪，以出痧为度。

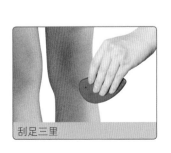
刮足三里

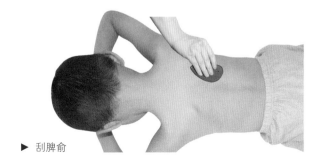
▶ 刮脾俞

小儿惊风

小儿惊风又称急惊风，俗称"抽风"，是小儿比较常见的一种急重病症，其具体症状有抽搐、昏迷。本病在任何季节都可发生，多发生在1～5岁的小儿身上。年龄越小，发病率越高。病情常常比较凶险，变化较快，威胁小儿生命。

临床表现

此病的临床表现是突然发病，出现高热、昏迷、惊厥、喉间痰鸣、两眼上翻、凝视或斜视，可持续几秒至数分钟。严重者可反复发作甚至呈持续状态而危及生命。

治疗方法

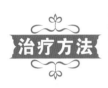

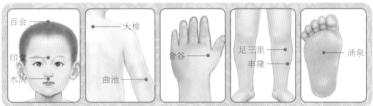

选穴 水沟、百会、印堂、大椎、曲池、合谷、足三里、丰隆、涌泉。

刮痧方法 患儿取合适体位，找准穴位后，进行常规消毒，然后在所选穴位上均匀涂抹刮痧油或润肤乳（百会处有头发覆盖，不需涂抹刮痧油），以泻法刮拭。先用点按法刮头面部水沟、百会、印堂，再用推刮法刮背部大椎，然后用面刮法刮曲池、合谷，最后用点按法刮足三里、丰隆、涌泉。

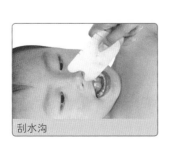

刮水沟

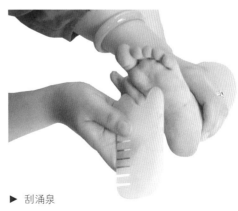

▶ 刮涌泉

5 小儿厌食症

小儿厌食症主要发生在1个月以上，6岁以下的小儿身上。

临床表现

小儿厌食症主要症状有呕吐、食欲缺乏、腹泻、便秘、腹胀、腹痛和便血等。这些症状不仅反映消化道的功能性或器质性疾病，且常出现在其他系统的疾病时，尤其多见于中枢神经系统疾病或精神障碍及多种感染性疾病时。小儿厌食症起病缓慢，病程较长，重者出现拒食、面色萎黄、消瘦、疲乏等。

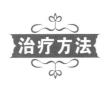

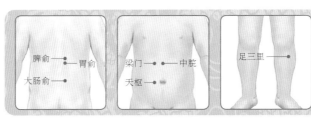

选穴 脾俞、胃俞、大肠俞、梁门、天枢、中脘、足三里。

刮痧方法 患儿取合适体位，找准穴位后，进行常规消毒，然后在所选穴位上均匀涂抹刮痧油或润肤乳，以平补平泻法刮拭。用面刮法先刮腰背部脾俞、胃俞、大肠俞，再刮腹部梁门、中脘、天枢，最后刮下肢足三里。

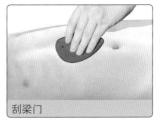

刮梁门

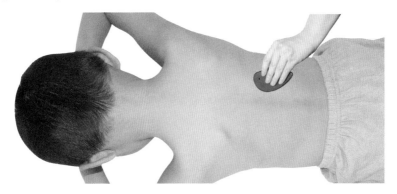

◀ 刮胃俞

百日咳

百日咳是由百日咳杆菌引起的小儿呼吸道传染病，具有较强的传染性。本病的临床特征是咳嗽逐渐加重，呈阵发性痉挛性咳嗽，咳末有鸡啼声，没有接受治疗者，病程可以延续2~3个月，所以叫"百日咳"。

临床表现

本病可潜伏7~10天，长者可达21天。临床病程可分为三期。

①卡他期：发病至出现痉咳，一般1~2周，起初症状类似感冒，除了感冒、咳嗽、轻度发热外，伴有干咳，当其他症状消失，咳嗽日轻夜重，渐渐加重。

②痉咳期：一般为2~6周。特点是阵发性、痉挛性咳嗽。发作时频频不间断的短咳十余声或数十声为呼气状态，最后深长吸气，因其喉部仍呈痉挛状态，故伴有高音调的鸡鸣样吼声，接着又痉咳，如此反复，直至咳出黏稠痰液为止。

③恢复期：2~3周。阵发性痉咳减轻，次数减少，鸡鸣样吸气声消失，患儿精神、食欲逐渐恢复正常。如有并发症，此期可延长。

治疗方法

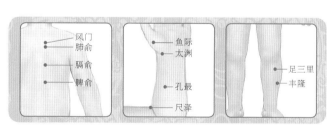

选穴 风门、肺俞、膈俞、脾俞、尺泽、孔最、太渊、鱼际、足三里、丰隆。

刮痧方法 患儿取合适体位，找准穴位后，进行常规消毒，然后在所选穴位上均匀涂抹刮痧油或润肤乳，以补法刮拭。用面刮法先刮背部风门、肺俞、膈俞、脾俞，再刮上肢尺泽、孔最、太渊及手部鱼际，最后刮下肢足三里、丰隆。

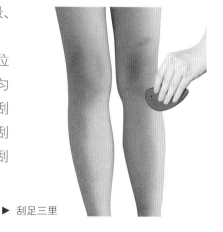

▶ 刮足三里

流行性腮腺炎

流行性腮腺炎简称流腮，亦称痄腮，俗称"猪头疯""蛤蟆瘟""对耳风"等，是儿童和青少年较为常见的呼吸道传染疾病，也可见于成年人。它是由于腮腺炎病毒侵犯腮腺引起的急性呼吸道传染病，并可侵犯各种腺组织或神经系统及肝、肾、心脏、关节等器官。

临床表现

潜伏期8～30天，平均18天。起病较急，没有前驱症状。有发热、畏寒、头痛、咽痛、食欲不佳、恶心、呕吐、全身疼痛等，数小时腮腺肿痛逐渐明显，体温可达39℃以上。

本病最大的特点就是腮腺肿胀，一般以耳垂为中心，向前、后、下发展，状如梨形，边缘不清；局部皮肤紧张、发亮，但不发红，触之坚韧有弹性，有轻触痛；言语、咀嚼（尤其进酸性饮食）时刺激唾液分泌，导致疼痛加剧；通常一侧腮腺肿胀后1～4天累及对侧，双侧肿胀者约占75%。

腮腺肿胀大多于1～3天到达高峰，持续4～5天逐渐消退而恢复正常。全程10～14天。颌下腺和舌下腺也可同时受累，或单独出现。颌下腺肿大，表现为颈前下颌肿胀并可触及肿大的腺体。舌下腺肿大可见舌及口腔底肿胀，并出现吞咽困难。

治疗方法

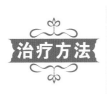

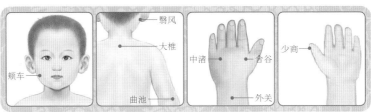

选穴 大椎、颊车、翳风、曲池、外关、合谷、中渚、少商。

刮痧方法 患儿取合适体位，找准穴位后，进行常规消毒，然后在所选穴位上均匀涂抹刮痧油或润肤乳，以泻法刮拭。先用推刮法刮背部大椎，再用平刮法刮颊车、翳风，最后用面刮法刮上肢曲池、外关、合谷、中渚，少商放痧。

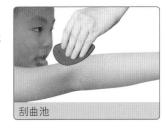
刮曲池

8 小儿高热

小儿高热是指小儿体温超过38.5℃，是儿科常见的疾病，一般见于6个月到3岁的小儿。

临床表现

本病起病较急，体温38.5℃以上，怕冷，发热，周身不适，食欲缺乏，咳嗽，打喷嚏，流涕，严重者体温可达40℃以上，患儿烦躁不安或嗜睡，鼻咽部红肿，或伴呕吐、腹泻等症，甚至出现抽风惊厥。

治疗方法

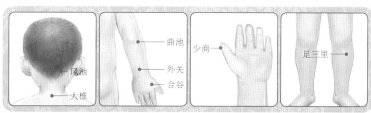

选穴 风池、大椎、曲池、合谷、外关、少商、足三里。

刮痧方法 患儿取合适体位，找准穴位后，进行常规消毒，然后在所选穴位上均匀涂抹刮痧油或润肤乳，以泻法刮拭。用面刮法或单角刮法先刮头部风池与背部大椎，再刮曲池、合谷、外关，少商放痧，最后刮下肢足三里。小儿皮肤尤其娇嫩，刮时一定要轻柔。

▶ 刮风池

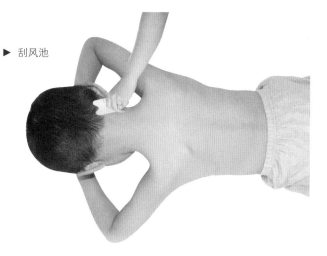

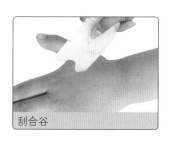
刮合谷

9 小儿疳积

疳积多发生于1～5岁儿童，是疳症与积滞的合称。需要注意的是，随着生活水平的不断提高，小儿疳积的产生原因已经由过去的营养不良转变成了营养过剩。

临床表现

疳症是指多种原因导致的小儿脾胃受损、气液耗伤，表现为肚腹胀大、青筋外露、面黄发枯、羸瘦萎靡；积滞是指因内伤饮食、气滞不行所形成的乳食内积、脾胃受损，表现为纳呆腹胀、大便不调、呕吐腹泻。

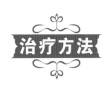

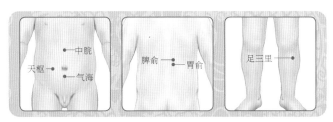

选穴 中脘、气海、天枢、脾俞至胃俞、足三里。

刮痧方法 患儿取合适体位，找准穴位后，进行常规消毒，然后在所选穴位上均匀涂抹刮痧油或润肤乳，以泻法刮拭。用面刮法或单角刮法先刮腹部中脘、气海、天枢，再刮背部脾俞至胃俞，最后刮下肢足三里。

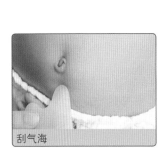

刮气海

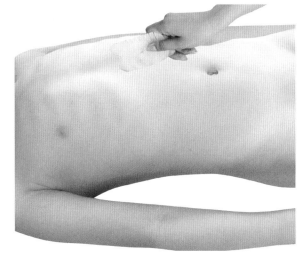

▶ 刮中脘

10 小儿腹泻

小儿腹泻是小儿比较常见的疾病，多发生于2岁以下小儿，且具有季节性。根据病因可以分为感染性和非感染性两类。

临床表现

主要症状是大便次数增多，每日数次至十数次，粪便稀薄，或水样便，或夹有不消化食物。常伴呕吐、腹痛、腹胀、发热等症。

治疗方法

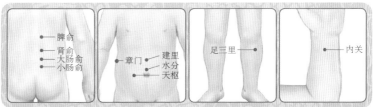

脾俞　肾俞　大肠俞　小肠俞　章门　建里　水分　天枢　足三里　内关

选穴 脾俞至肾俞、大肠俞、小肠俞、建里至水分、天枢、章门、足三里、内关。

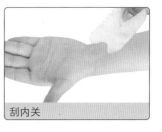

刮内关

刮痧方法 患儿取合适体位，找准穴位后，进行常规消毒，然后在所选穴位上均匀涂抹刮痧油或润肤乳。先用补法以单角刮法刮背部脾俞至肾俞、大肠俞、小肠俞，再用泻法刮腹部建里至水分、天枢，最后用补法刮腹部章门、下肢足三里与上肢内关。

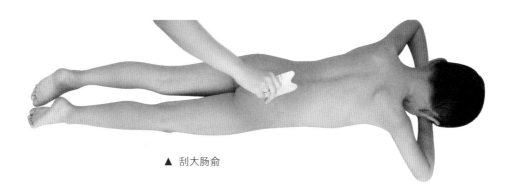

▲ 刮大肠俞

小儿脑瘫

小儿脑瘫为脑性瘫痪的简称，是指小儿因多种原因引起的脑实质损伤，出现非进行性、中枢性运动功能障碍而发展为瘫痪的疾病。严重者可造成智力不足。病因是由于先天不足；或后天失养；或病后失调，致使精血不足，脑髓失充，五脏六腑、筋骨肌肉、四肢百骸失养，形成亏损之证；或感受热毒，损伤脑络，后期耗气伤阴，脑髓及四肢百骸、筋肉失养，导致本病。

临床表现

①中枢性运动功能障碍：表现为运动发育迟缓，比起同龄儿童明显落后。当患儿抬头、翻身、坐力困难时才被家长发现。患儿的肢体很少运动，特别是下肢更为明显，常表现为偏瘫、双侧瘫、四肢瘫等。由于自主运动困难，动作僵硬，不协调，常出现异常的运动模式。

②肌张力和姿势异常：锥体外系或基底节有病变时，主要表现为异常动作、运动增强、手足徐动症、舞蹈症、肌强直；小脑有病变时出现共济失调、肌张力低下；大脑广泛病变时出现肌肉强直、震颤等。

治疗方法

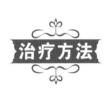
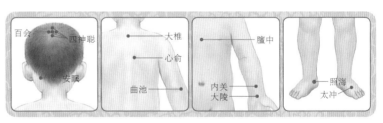

选穴 百会、四神聪、安眠、大椎、心俞、膻中、曲池、内关、大陵、照海、太冲。

刮痧方法 患儿取合适体位，找准穴位后，进行常规消毒，然后在所选穴位上均匀涂抹刮痧油或润肤乳（如穴位处有头发覆盖，不需涂抹刮痧油），以补法刮拭。先用厉刮法刮头部百会、四神聪、安眠，再用面刮法刮背部大椎、心俞，再用单角刮法刮胸部膻中，最后用面刮法刮上肢曲池、内关、大陵与足部照海、太冲。

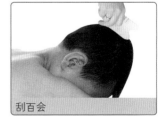
刮百会

第五章　刮痧美容保健疗法

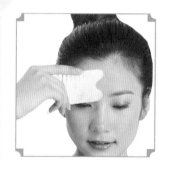
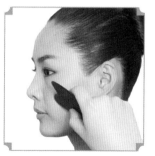
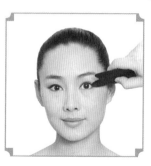
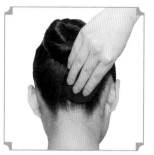
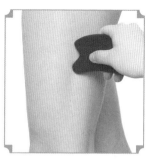

美白

美白是指淡化面部色素，使得皮肤深层美白，激活细胞的再生能力，增加皮肤弹性和含水量，让皮肤亮白有光泽。

俗话说"一白遮三丑"，女性对美白的追求就像人类追求光明一样从未停止过。其实，美白就像是治病，治标不如治本，只有把内在肤质调理好，根治影响美白的罪魁祸首——黑色素，肌肤才能展现真正由内而外的自然美白光彩。

治疗方法

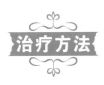
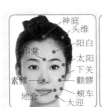
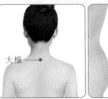
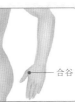
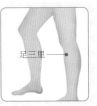

选穴　头维、阳白、太阳、下关、颧髎、颊车、地仓、大迎、神庭、印堂、素髎、大椎、合谷、足三里。

刮痧方法　术前应清洁面部，不用或少用按摩油、刮痧油，以平补平泻法刮拭。先用平刮法刮面部头维、阳白、太阳、下关、颧髎、颊车、地仓、大迎、神庭、印堂、素髎，再用点按法刮背部大椎，然后用平面按揉法刮手部合谷，最后用单角刮法刮下肢足三里。面部刮痧不应刮出明显痧痕，手法宜轻，以面部有发热或者微红为度。

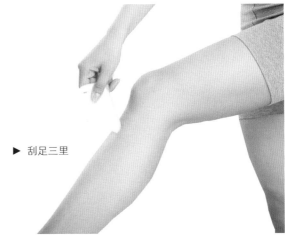

▶ 刮足三里

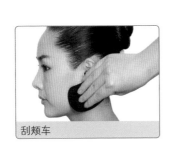

刮颊车

2 祛除皱纹

皱纹是皮肤受到外界环境影响，形成游离自由基，自由基破坏正常细胞膜组织内的胶原蛋白、活性物质，氧化细胞而形成的小细纹。

皱纹分为萎缩皱纹和肥大皱纹两种类型。

①萎缩皱纹：是指出现在稀薄、易折裂和干燥皮肤上的皱纹，如眼部周围那些无数细小的皱纹；

②肥大皱纹：是指出现在油性皮肤上的皱纹，数量不多，纹理密而深，如前额、唇周围、下颌处的皱纹。

治疗方法

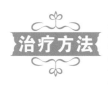
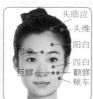
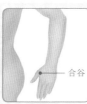
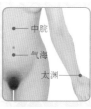
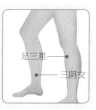

选穴 阿是穴、头维、阳白、头临泣、印堂、四白、颧髎、巨髎、颊车、合谷、太渊、中脘、气海、足三里、三阴交。

刮痧方法 术前应清洁面部，不用或少用按摩油、刮痧油。头部穴位用泻法，上肢与腹部、下肢穴位用补法刮拭。用面刮法或单角刮法先刮头部阿是穴、头维、阳白、头临泣、印堂、四白、颧髎、巨髎、颊车，再刮手腕部合谷、太渊，然后刮腹部中脘、气海，最后刮下肢足三里、三阴交。面部刮痧不应刮出明显痧痕，手法宜轻，以面部有发热或者微红为度。

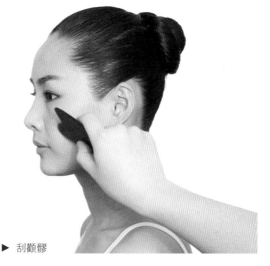

▶ 刮颧髎

3 减少鱼尾纹

鱼尾纹是指在人的眼角和鬓角之间出现的皱纹，其纹路与鱼儿尾巴上的纹路很相似，故被形象的称为鱼尾纹。

鱼尾纹一般发生于30岁以上，中老年尤为明显，呈放射状排列，长短、深浅、数量、形态因人而异。

鱼尾纹之所以会形成，是由于神经内分泌功能减退，蛋白质合成率下降，真皮层的纤维细胞活性减退或丧失，胶原纤维减少、断裂，导致皮肤弹性减退，眼角皱纹增多，以及日晒、干燥、寒冷、洗脸水温过高、表情丰富、吸烟等导致纤维组织弹性减退。

治疗方法

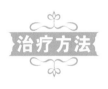
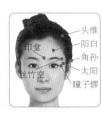
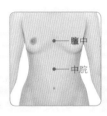
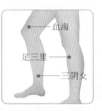

选穴 阿是穴、太阳、瞳子髎、丝竹空、角孙、阳白、印堂、头维、膻中、中脘、足三里、血海、三阴交。

刮痧方法 受术者取卧位，术前应清洁面部，不用或少用按摩油、刮痧油。头面部穴位用泻法，上肢与腹部、下肢穴位以补法刮拭。先用平刮法或单角刮法刮面部阿是穴、太阳、瞳子髎、丝竹空、角孙、阳白、印堂、头维，再用单角刮法刮胸部膻中、腹部中脘，最后用面刮法刮下肢足三里、血海、三阴交。面部刮痧不应刮出明显痧痕，手法宜轻，以面部发热或者有微红为度。

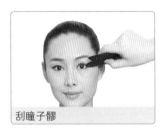
刮瞳子髎

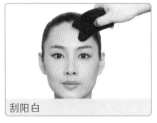
刮阳白

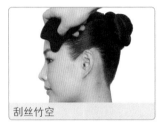
刮丝竹空

祛除鼻唇沟纹

4

鼻唇沟纹，也叫法令纹，是典型的皮肤组织老化，造成肌肤表面凹陷的现象。

鼻唇沟位于双侧面颊与上唇交界处，自鼻翼外缘斜向外下方。年轻时，鼻唇沟只有在微笑、撅嘴等面部动作时才会出现。当年龄超过30岁时，面部逐渐出现衰老变化，尤其是鼻唇沟的加深最为明显，这是由于面部皮肤的松垂堆积于鼻唇沟的颊侧，再加以鼻唇沟30余年的频繁活动，故在静止状态下，鼻唇沟逐渐加深、变宽及伸长，严重影响美容。因此，明显的鼻唇沟纹是老态的重要表现之一。

治疗方法

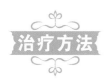
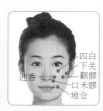
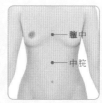
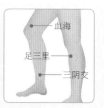

选穴 阿是穴、迎香、颧髎、四白、下关、地仓、口禾髎、膻中、中脘、足三里、血海、三阴交。

刮痧方法 受术者取卧位，术前应清洁面部，不用或少用按摩油、刮痧油，头面部穴位用泻法，上肢与腹部、下肢穴位以平补平泻法刮拭。先用点按法刮面部阿是穴，再面刮法刮面部迎香、颧髎、四白、下关、地仓、口禾髎，再用单角刮法刮胸部膻中、腹部中脘，最后用面刮法刮下肢足三里、血海、三阴交。面部刮痧不应刮出明显痧痕，手法宜轻，以面部有发热或者微红为度。

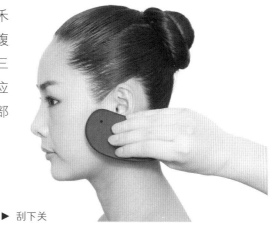

▶ 刮下关

5 减少颈纹

颈纹即颈部皱纹，由于颈部皮肤十分细薄、脆弱，特别是颈部前面皮肤，皮脂腺和汗腺的数量只有面部皮肤的1/3，皮脂分泌较少，难以保持水分，因此容易干燥，产生皱纹。

许多人都会细心照顾自己的面部，让自己的面部享受星级待遇，但很少人会留意自己的颈部肌肤是否松弛、有暗沉，是否需要护理。

治疗方法

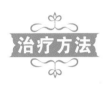 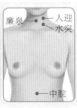 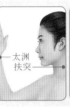 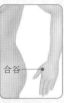 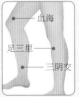

选穴　阿是穴、风池、翳风、人迎、廉泉、水突、扶突、合谷、太渊、中脘、血海、足三里、三阴交。

刮痧方法　术前应清洁面部，不用或少用按摩油、刮痧油。头面部穴位用泻法，上肢与腹部、下肢穴位以平补平泻法刮拭。先用面刮法刮颈部阿是穴，再用厉刮法刮头部风池、翳风，然后用单角刮法或面刮法先刮颈部人迎、廉泉、水突、扶突，再刮合谷、太渊，腹部中脘，下肢血海、足三里、三阴交。

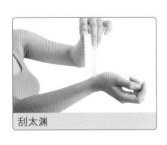

刮太渊

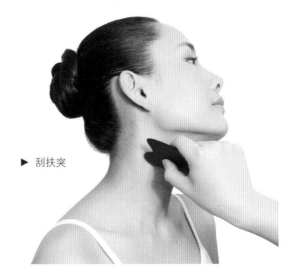

▶ 刮扶突

6 明目

眼睛黑白分明、视物清晰、灵活而有神采有赖于肝血肾精的滋养，如果精血虚不能上养于目，就会造成双目干涩，视物不清；肝火上炎也会导致目赤肿痛、眼生翳膜等症状。

明目，是指增强或改善视力，防治眼疾的保健概念，眼睛是心灵之窗，中医学认为"肝开窍于目""肝肾同源"。

治疗方法

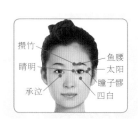

选穴 睛明、攒竹、瞳子髎、鱼腰、承泣、四白、太阳。

刮痧方法 患者取合适体位，找准穴位后，进行常规消毒，然后在所选穴位上均匀涂抹刮痧油或润肤乳，以平补平泻法刮拭。先用垂直按揉法刮睛明，再以平刮法刮拭攒竹，最后用平面按揉法依次刮瞳子髎、鱼腰、承泣、四白、太阳。刮至局部微热保健效果最好，每次刮拭1~2次。

▶ 刮四白

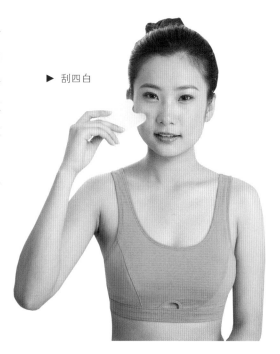

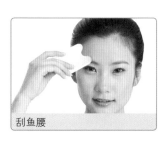

刮鱼腰

7 减肥

肥胖是指一定程度的明显超重与脂肪层过厚，是体内脂肪，尤其是甘油三酯积聚过多而导致的一种状态。

目前国际上计算体质的方法为：体质指数=体重（千克）/身高^2（米^2），≥25为超重，>30为肥胖，但国内的一些专家根据调差认为东方人肥胖比较偏重于中心型即腹腰部肥胖，西方人倾向于身体肥胖，认为我国人群体重指数>24为超重，>28为肥胖。

除了体重指数外，我国男性正常的腰围应控制在85厘米以内，也就是两尺六以内，女性的腰围应控制在80厘米以内，也就是两尺四以内，不然就属于肥胖。

治疗方法

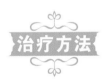 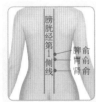 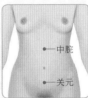 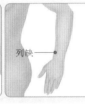 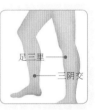

选穴及操作部位 背部膀胱经第1侧线部位、脾俞、胃俞、肾俞、中脘、关元、列缺、足三里、三阴交。

刮痧方法 患者取合适体位，找准穴位及操作部位后，进行常规消毒，然后在所选穴位及操作部位上均匀涂抹刮痧油或润肤乳，以泻法刮拭。用面刮法先刮背部膀胱经第1侧线部位，再由上到下刮拭背部脾俞、胃俞、肾俞；然后用点按法刮腹部中脘、关元，再用单角刮法或面刮法刮拭上肢列缺与下肢足三里和三阴交，直到皮下出现痧痕为止。

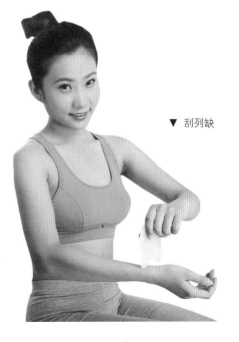

▼ 刮列缺

祛除黑眼圈

黑眼圈是因为经常熬夜，情绪不稳定，眼部疲劳、衰老，静脉血管血流速度过于缓慢，眼部皮肤红细胞供氧不足，静脉血管中二氧化碳及代谢废物积累过多，形成慢性缺氧，血液较暗并形成滞流以及造成眼部色素沉着。

黑眼圈分为两种颜色，青色和茶色。

①青色黑眼圈：是因为微血管的静脉血液滞留。一般多发生于20岁左右，生活作息不规律的人，因其微血管内血液流速缓慢，血液量增多而氧气消耗量提高，造成血红素缺氧，从外表看来，皮肤就出现青色调。

②茶色黑眼圈：其成因与年龄增长息息相关，长期日晒造成色素沉淀在眼周，长久下来就成了无法消除的黑眼圈。另外，血液滞留造成的黑色素代谢迟缓，还有肌肤过度干燥，也都会导致茶色黑眼圈的形成。

治疗方法

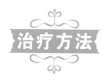
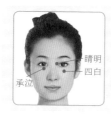
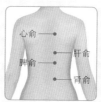
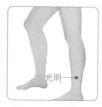

选穴 睛明、承泣、四白、心俞、肝俞、脾俞、肾俞、光明。

刮痧方法 患者取合适体位，找准穴位后，进行常规消毒，然后在所选穴位上均匀涂抹刮痧油或润肤乳，以平补平泻法刮拭。先用平刮法或单角刮法刮拭眼周围睛明、承泣、四白，注意在刮眼周穴位时，应用刮痧板角，手法要轻柔，以免刮伤皮肤；然后用面刮法刮拭背部心俞、肝俞、脾俞、肾俞，刮至皮肤出现紫红色痧痕为止；最后用单角刮法刮下肢光明，刮至皮肤出现紫红色痧痕为止。

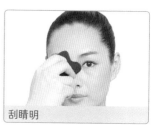
刮睛明

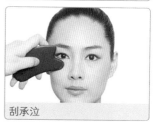
刮承泣

9 祛除眼袋

眼袋即下眼睑水肿,因为眼睑部位的皮肤很薄,皮下组织薄而松弛,易发生水肿现象,所以就很容易产生眼袋。

眼袋多发于40岁的中老年人,它是人体开始老化的早期表现之一。眼袋对容貌有很大影响,它不仅使人显老,严重的还会由于眶隔膜的松弛出现下睑外翻倒睫、下睑缘内翻倒睫等并发症。完全避免眼袋的发生是不可能的,因为衰老是自然规律,但只要稍微注意,延缓眼袋的出现和加重,是完全可以的。

治疗方法

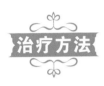

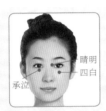

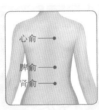

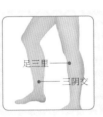

选穴 睛明、承泣、四白、心俞、脾俞、肾俞、足三里、三阴交。

刮痧方法 患者取适宜体位,面部穴位不用或少用按摩油、刮痧油,上肢和下肢穴位可均匀涂抹刮痧油或润肤乳,以平补平泻法刮拭。先用平刮法刮眼部睛明、承泣、四白,注意在刮眼周穴位时,手法要轻柔,以免刮伤皮肤。然后用面刮法或单角刮法刮拭背部心俞、脾俞、肾俞,刮至皮肤出现紫红色痧痕为止,最后刮下肢足三里、三阴交,刮至皮肤出现紫红色痧痕为止。

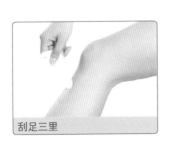

刮足三里

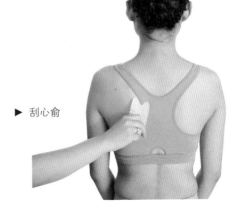

▶ 刮心俞

10 丰胸

丰满健美的胸，是女性的美丽所在之一，可以使女性的曲线体现得更为流畅、圆润、优美。女性的乳房丰盈有弹性，两侧对称、大小适中为健美。

中医学认为，乳房与经络的关系密切，例如：足阳明胃经行贯乳中；足太阴脾经，络胃上膈，布于胸中；足厥阴肝经上膈，布胸胁绕乳头而行；足少阴肾经，上贯肝膈而与乳联。冲任两脉起于胞中，任脉循腹里，上关元至胸中；冲脉夹脐上行，至胸中而散。经络以通为用，倘乳房经络闭阻而不通，则气机不畅，冲任不得灌养乳络，则乳房发育扁平、下垂，并出现乳腺腺体组织增生等不良变化。

治疗方法

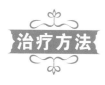 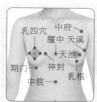 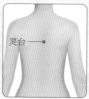 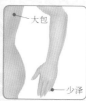 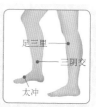

选穴 乳四穴（以乳头为中心的垂直、水平线上，分别距乳头2寸）、乳根、膻中、天溪、天池、中府、中脘、灵台、大包、期门、神封、少泽、足三里、三阴交、太冲。

刮痧方法 患者取合适体位，找准穴位后，进行常规消毒，然后在所选穴位上均匀涂抹刮痧油或润肤乳，以平补平泻法刮拭。先用面刮法或单角刮法刮胸腹部乳四穴、乳根、膻中、天溪、天池、中府、中脘、灵台、大包、期门、神封，再用点按法刮手部少泽，最后用面刮法刮下肢足三里、三阴交及足部太冲。

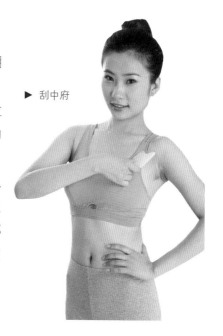

▶ 刮中府

瘦腰

腰部健美是身体曲线美的关键，腰身恰到好处，就算胸部不够丰满，臀部不够翘，也会给人以曲线玲珑之感，相反就会给人以笨拙之感。

正常情况下，腰围与臀围之比率应约为0.72。如果比率低于0.72，就属于标准的梨形身材，如果比率高于0.72，即为苹果形身材，若达到0.8，则是典型水桶腰了，用手轻轻一捏就会捏起赘肉，这时的体型已是"红灯"高悬，危险已在招手：苹果形腰身更易患心脏病。腰围与臀围之比率越高，危险越大。

治疗方法

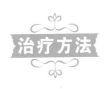
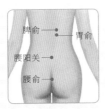
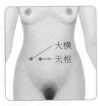
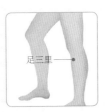

选穴 脾俞、胃俞、腰阳关、腰俞、天枢、大横、足三里。

刮痧方法 患者取合适体位，找准穴位后，进行常规消毒，然后在所选穴位上均匀涂抹刮痧油或润肤乳，以泻法刮拭。用单角刮法或面刮法先刮背部脾俞、胃俞、腰阳关、腰俞，再刮腹部天枢、大横，最后刮下肢足三里，刮至皮肤出现痧痕为止。

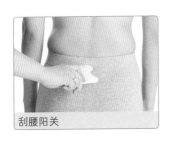

刮腰阳关

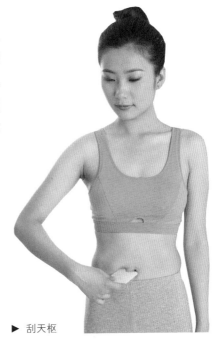

▶ 刮天枢

12 瘦腿

腿部的长度过短会给人以身材矮小、比例失调的感觉，如果腿部赘肉过多、大腿和小腿粗细不均匀都会影响美观。然而，要使得粗壮的小腿变得纤细修长却不是件简单的事。

治疗方法

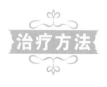
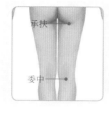
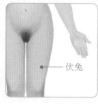
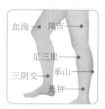

选穴 承扶、委中、承山、伏兔、足三里、血海、三阴交、风市、悬钟。

刮痧方法 患者取合适体位，找准穴位后，进行常规消毒，然后在所选穴位上均匀涂抹刮痧油或润肤乳，以泻法刮拭。先用面刮法刮承扶，再用点按法刮委中、承山，然后用单角刮法刮下肢伏兔、足三里、血海，最后用单角刮法刮三阴交、风市、悬钟，刮至皮肤出现痧痕为止。

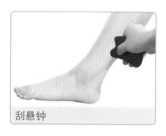

刮悬钟

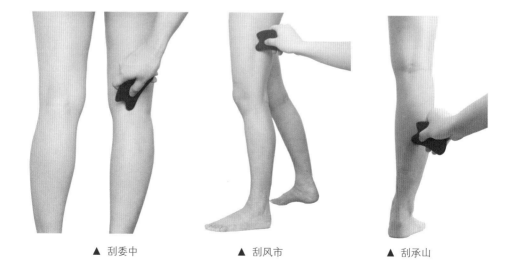

▲ 刮委中　　　　▲ 刮风市　　　　▲ 刮承山

滋润头发

13

一般来说，掉发是一种正常生理现象，一年四季都会发生。但有一些掉发却不正常，也就是我们常说的脱发。

脱发的病因很多，常见的是脂溢性脱发，多见于青壮年男子，原因是皮脂分泌过多，发乳头堵塞，局部发生炎症而引起，可能与维生素缺乏、脂肪代谢障碍、精神刺激等因素有关。脂溢性脱发多发生于前头及颅顶部，表现为毛发均匀性稀疏，常有脱屑和不同程度的瘙痒。

治疗方法

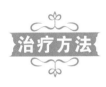
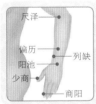
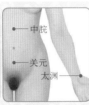
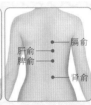
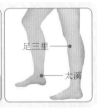

选穴 尺泽、少商、阳池、商阳、太渊、列缺、偏历、关元、中脘、脾俞、肾俞、肝俞、膈俞、足三里、太溪。

刮痧方法 患者取合适体位，找准穴位后，进行常规消毒，然后在所选穴位上均匀涂抹刮痧油或润肤乳，以平补平泻法刮拭。先用面刮法或单角刮法刮尺泽、少商、阳池、商阳、太渊、列缺、偏历，再用单角刮法刮腹部关元、中脘，然后用面刮法刮背部脾俞、肾俞、肝俞、膈俞，最后用面刮法刮足三里、太溪。

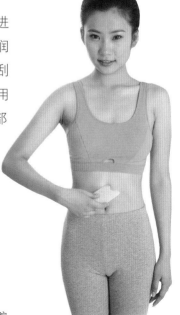

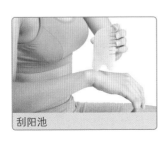
刮阳池

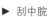
▶ 刮中脘

缓解大脑疲劳

如果工作、学习的时间过长或者休息不好，就会感到大脑昏昏沉沉，有时还可能伴有头晕头痛，这就是大脑疲劳了。

大脑疲劳会导致头昏脑涨、记忆力下降、反应迟钝、注意力分散、思维紊乱等。长期大脑疲劳，会出现失眠、焦虑、健忘、抑郁等症状，严重地损害身心健康。

治疗方法

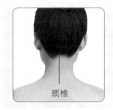

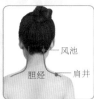

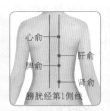

选穴及操作部位 第1颈椎至第6颈椎棘突部分、膀胱经第1侧线、颈部两侧胆经、风池、肩井、心俞、肝俞、脾俞、肾俞。

刮痧方法 患者取合适体位，找准穴位及操作部位后，进行常规消毒，然后在所选穴位及操作部位上均匀涂抹刮痧油或润肤乳，以补法刮拭。用面刮法刮拭第1颈椎至第6颈椎棘突部分，再用双角刮法刮拭脊柱两侧膀胱经第1侧线，然后用面刮法刮拭风池及颈部两侧胆经，最后用单角刮法刮肩井、心俞、肝俞、脾俞、肾俞。有疼痛、结节等阳性反应的区域需要重点刮拭。

▶ 刮脾俞

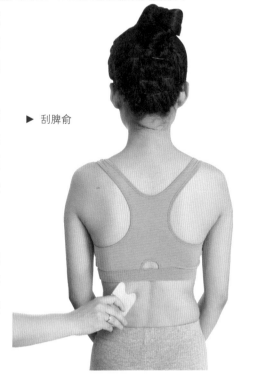

15 改善睡眠

睡眠对于大脑健康是极为重要的，一般人需要8个小时的睡眠时间，并且还要保证高质量。如睡眠时间不足或者质量不高，那么就无法让大脑得到充分的休息，大脑的疲劳也就无法缓解。

一些人在夜晚的时候经常难以入睡，即使入睡也多半时间在做梦，第二天醒来头昏脑涨，毫无清醒的感觉，更有甚者会出现精神萎靡、疲劳等，这时候就要注意睡眠质量了。

治疗方法

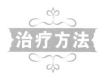
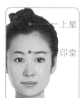
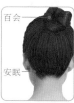
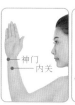
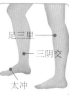
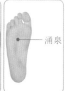

选穴及操作部位 安眠、整个头部、阿是穴、足底、涌泉、印堂、上星、百会、内关、神门、足三里、三阴交、太冲。

刮痧方法 患者取适宜体位，头面部穴位不用或少用按摩油、刮痧油，上肢和下肢穴位可均匀涂抹刮痧油或润肤乳，以补法刮拭。用单角刮法刮头部耳后安眠；用面刮法刮整个头部至头皮发热，注意寻找并重点刮拭阿是穴（疼痛点）；用面刮法刮足底，将足底刮热后，再用单角刮法刮拭涌泉；用平刮法或单角刮法刮头部印堂、上星、百会；用平面按揉法刮上肢内关、神门；用面刮法刮下肢足三里、三阴交及足部太冲。

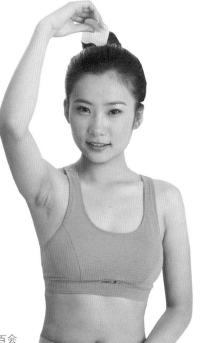

▶ 刮百会

16 缓解疲劳

慢性疲劳综合征是亚健康状态的一种特殊表现，是以持续或反复发作的严重疲劳(时间超过6个月)为主要特征的症候群。常见的伴随症状有记忆力减退、头痛、咽喉痛、关节痛、睡眠紊乱及抑郁等。慢性疲劳综合征已经成为影响人类健康的主要问题之一，它与不规律的生活习惯、高工作负荷、睡眠不足等现象有关。

治疗方法

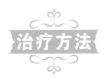 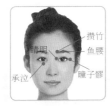 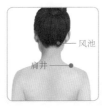 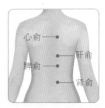

选穴　睛明、攒竹、鱼腰、瞳子髎、承泣、风池、肩井、心俞、肝俞、脾俞、肾俞。

刮痧方法　患者取适宜体位，面部穴位不用或少用按摩油、刮痧油，背部穴位可均匀涂抹刮痧油或润肤乳，以补法刮拭。用垂直按揉法刮睛明，用平刮法或单角刮法从内眼角沿上眼眶经攒竹、鱼腰缓慢向外刮至瞳子髎，再从内眼角沿下眼眶经承泣穴刮至瞳子髎，然后用厉刮法刮头部风池，最后用面刮法或单角刮法刮拭背部肩井、心俞、肝俞、脾俞、肾俞。面部刮痧各刮拭5~10下，动作宜轻柔，不应刮出痧痕。背部穴位以出痧为度。

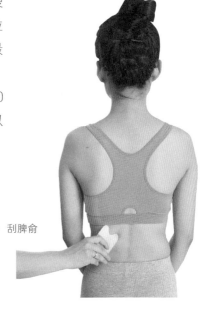

▶ 刮脾俞

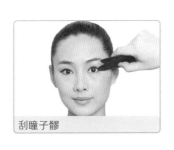

刮瞳子髎

17 聪耳保健

人耳的形状恰似倒置于子宫中的胎儿，而人体的各个组织器官在耳上都有相应的刺激点，如发生某种疾病，耳部的穴位就会产生信号，因此当医生刺激某个耳穴时，就可判断和治疗身体的相应部位的疾病。中医还通过观察耳部皮肤颜色的深浅，有无凹凸变形、脱屑、毛细血管是否充盈等现象来协助诊断疾病。

耳与脏腑的生理病理联系中，以肾开窍于耳、心寄窍于耳、脾主升清以充养耳、肝胆之气影响耳的理论最为历代医家所重视。肾为藏精之脏，肾精充沛，则髓海有余，耳窍濡养有给，表现为听力聪慧；若肾精亏损，则髓海空虚，耳失所养，出现耳鸣耳聋。老年人听力多减退，即与肾中精气减衰有关。另外，由于精神紧张导致心火亢盛而出现耳胀、耳鸣、暴聋的病症，于临床时可见到。胆系少阳之脉，循经上行于耳之前后，并入耳中。肝胆互为表里，有经脉络属。肝胆之气机失调或蕴生湿热，常易循经上逆于耳，发为耳疾。

治疗方法

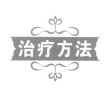
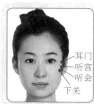

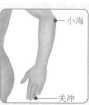

选穴 翳风、下关、角孙、颅息、听宫、耳门、听会、翳明、完骨、小海、关冲、阳陵泉、足窍阴。

刮痧方法 患者取适宜体位，面部穴位不用或少用按摩油、刮痧油，上肢和下肢穴位可均匀涂抹刮痧油或润肤乳，以平补平泻法刮拭。先用平刮法刮头部翳风、下关、角孙、颅息，再用点按法刮头部听宫、耳门、听会、翳明、完骨，然后用面刮法刮拭小海、关冲，最后用面刮法刮阳陵泉、足窍阴。

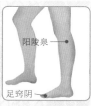

刮下关

18 疏肝健脾

肝胆可帮助脾胃消化运输，但当肝气不调时，也可导致肝脾不和，出现胁痛、腹胀、满闷不舒、厌食吞酸等症状。如肝气横逆，肝气犯脾时，可出现腹痛、腹泻等症状，特别是脾虚的时候，更容易发生这种现象，所以有"见肝之病，知肝伶肿，当先实脾"的说法。

治疗方法

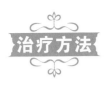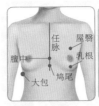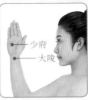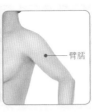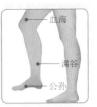

选穴及操作部位　胸部正中任脉、膻中、鸠尾、屋翳、乳根、臂臑、大包、大陵、少府、血海、漏谷、公孙。

刮痧方法　患者取合适体位，找准穴位后，进行常规消毒，然后在所选穴位上均匀涂抹刮痧油或润肤乳，以平补平泻法刮拭。用平刮法或单角刮法先刮拭胸部正中任脉，从上刮拭经膻中至鸠尾，再刮胸部屋翳、乳根、膻中、大包及臂部臂臑，然后用面刮法刮大陵、少府，最后用面刮法刮血海、漏谷、公孙。

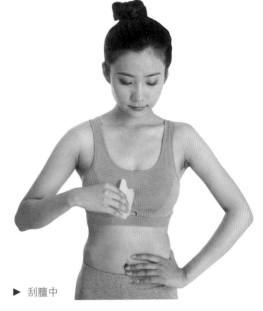

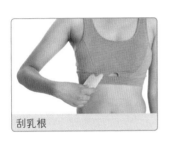

刮乳根

▶ 刮膻中

19 利尿调经

肾脏与膀胱的疾病多见于神经性尿闭、膀胱括约肌痉挛、尿路结石、尿路肿瘤、尿路损伤、尿道狭窄、前列腺增生症、脊髓炎等病所出现的尿潴留及肾功能不全引起的少尿、无尿症。

根据医学定义，妇女每隔21~35天来月经，便算是正常和有规律性的经期。若少过或多过这个期限，如每14、15天就来一次，或拖到40多天才来一次，那就属于不正常。正常的流血量应该少于80毫升。经期的长短往往因人而异，从2~8天不等，一般平均4、5天结束。如果是因病而月经不调者，当先治病，病愈则经自调；若因经不调而后生病者，必先调经，经调则病自愈。

治疗方法

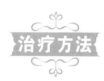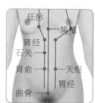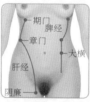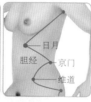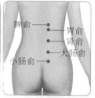

选穴及操作部位 任脉、鸠尾至曲骨，腹部两侧的肾经、胃经、脾经、肝经、胆经，脾俞、胃俞、肾俞、大肠俞、小肠俞、殷门、委阳、承山、昆仑、至阴。

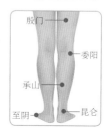

刮痧方法 患者取合适体位，找准穴位及操作部位后，进行常规消毒，然后在所选穴位及操作部位上均匀涂抹刮痧油或润肤乳，以平补平泻法刮拭。以面刮法刮胸腹部正中任脉，从鸠尾刮至曲骨，再从上到下一次刮拭腹部两侧的肾经、胃经、脾经、肝经、胆经；以单角刮法刮腰背部脾俞、胃俞、肾俞、大肠俞、小肠俞；以面刮法刮下肢殷门、承山，以垂直按揉法刮拭委阳、昆仑、至阴。

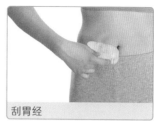

刮胃经

健脑益智

脑是我们身体的高级中枢，它调节人体的一切活动，大脑功能是否健全与人体健康有着极大的关系。我们说养生，一般都要先健脑，想要防止脑功能衰退，最好的办法就是勤于用脑。而懒于用脑者，久而久之就会出现脑功能衰退。医学研究证明人类在生活中，勤奋工作，积极创造，可以刺激脑细胞再生，并能恢复大脑活力，是延缓人体衰老的有效方法。但大脑不能过度使用，要注意合理用脑，保证生活有规则。

治疗方法

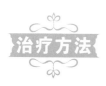 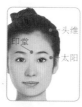 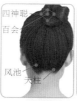 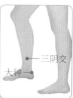 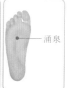

选穴 百会、头维、四神聪、天柱、风池、太阳、印堂、内关、大钟、三阴交、涌泉。

刮痧方法 患者取适宜体位，头面部穴位不用按摩油、刮痧油，上肢和下肢穴位可均匀涂抹刮痧油或润肤乳，以平补平泻法刮拭。先以厉刮法刮百会、头维、四神聪、天柱、风池，然后以平刮法或单角刮法刮太阳、印堂，再以平面按揉法刮上肢内关，以面刮法刮大钟、三阴交，最后以单角刮法刮足底涌泉。

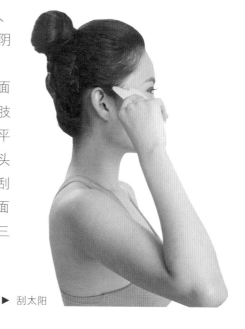

▶ 刮太阳

调理气血

21

气是运行在人体内的一种精微物质，主要是温养机体和抵御外邪的入侵，同时参与脏腑功能的新陈代谢。

血的功能体现在两个方面。其一，调养脏腑形体经络和骨窍，血盛则形健。其二，血液是精神活动的物质基础，血盛则神安而旺。

气血之症主要有血虚、血热、血滞、气血两虚。

①血虚：主要症状是心悸，失眠，头晕，目眩，脱发，面色苍白，肌肤干燥枯裂，形体消瘦，大便难解，妇女月经量少或经闭。

②血热：主要症状是目赤，鼻衄，潮热，失眠，发疹，月经先期及量多，甚至发生崩漏。

③血滞：主要症状是身痛拘挛，胸胁腰腹刺痛，瘀块内阻，积聚有形，妇女月经少而紫黯。

④气血两虚：主要症状是面色不华，头晕心悸，气短，形寒。气血两虚一般出现在贫血、白细胞减少症、血小板减少症、大出血后、月经过多者。

治疗方法

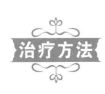
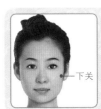
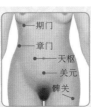
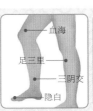
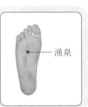

选穴 下关、天枢、关元、期门、章门、足三里、三阴交、血海、隐白、髀关、涌泉。

刮痧方法 患者取合适体位，找准穴位后，进行常规消毒，然后在所选穴位上均匀涂抹刮痧油或润肤乳，以平补平泻法刮拭。先用平刮法刮面部下关，再用面刮法或单角刮法刮天枢、关元、期门、章门，然后用面刮法刮足三里、三阴交、血海、隐白、髀关，最后单角刮法刮拭涌泉。

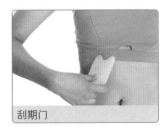
刮期门

养心安神

22

中医将人体的心、肺、脾、肝、肾称为五脏，加上心包络又称六脏。但习惯上会把心包络附属于心，称五脏即概括了心包络。

五脏具有化生和贮藏精气的共同生理功能，同时又各有专司，且与躯体官窍有着特殊的联系，形成了以五脏为中心的特殊系统。心的生理功能是：起着主宰作用。其中，心脏的搏动，中医学理论认为主要依赖于心气，心气旺盛，才能维持血液在脉内正常地运行，周流不息，营养全身。心气不足，可引起心血管系统的诸多病变。

治疗方法

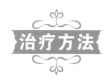
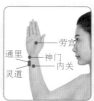
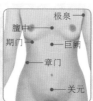
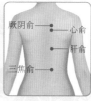
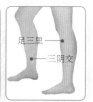

选穴　极泉、灵道、通里、神门、内关、劳宫、膻中、关元、期门、章门、巨阙、厥阴俞、心俞、肝俞、三焦俞、足三里、三阴交。

刮痧方法　患者取合适体位，找准穴位后，进行常规消毒，然后在所选穴位上均匀涂抹刮痧油或润肤乳，以平补平泻法刮拭。以拍打法拍打上肢极泉，以面刮法刮灵道、通里、神门，以按揉法刮内关、劳宫，以单角刮法刮胸部膻中，以面刮法刮关元、期门、章门、巨阙，以单角刮法刮厥阴俞、心俞、肝俞、三焦俞，以面刮法刮下肢足三里、三阴交。

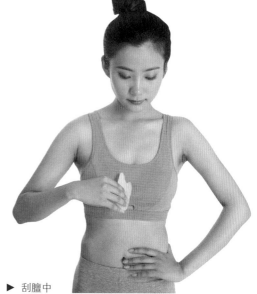

▶ 刮膻中

23 增强免疫力

免疫力是人体的自我防御机制，是人体识别和消灭外来病菌，处理衰老、损伤、死亡、变性的自身细胞以及识别和处理体内突变细胞和病毒感染细胞的能力。如果免疫力低下，身体就容易被感染患病。因此，提高人体免疫力是许多人保健的目标。

免疫力低下最直接的表现就是容易生病，因为比较容易生病，加重了机体的消耗，所以一般有体质虚弱、营养不良、精神萎靡、疲乏无力、食欲降低、睡眠障碍等表现，生病、打针吃药便成了家常便饭。每次生病都要很长时间才能恢复，而且常常反复发作。长此以往会导致身体和智力发育不良，还易诱发重大疾病。

治疗方法

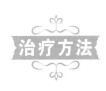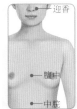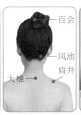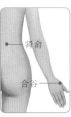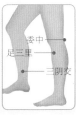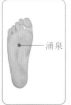

选穴 百会、迎香、合谷、膻中、中脘、肾俞、风池、大椎、肩井、足三里、三阴交、涌泉、委中。

刮痧方法 患者取合适体位，找准穴位后，进行常规消毒，头面部穴位不需要涂刮痧油或润肤乳，上肢、下肢、腹部、背部穴位可均匀涂抹刮痧油或润肤乳，以厉刮法刮头部百会，以点按法刮面部迎香，以平面按揉法刮手部合谷，以单角刮法刮膻中、中脘，以面刮法刮肾俞、风池、大椎、肩井，以面刮法刮下肢足三里、三阴交、委中，以单角刮法刮足部涌泉，每次5~10下，每日1~2次。

▶ 刮迎香

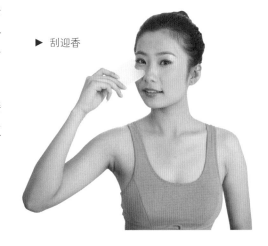

24 调补五脏

五脏是人体心、肺、脾、肝、肾的合称。《灵枢》说："五脏者，所以藏精神血气魂魄也。"这是说，五脏与精神活动有着密切的关系，"精神血气魂魄"，即代表着不同的精神活动，并分别归属于五脏。如"心藏神""肺藏魄""脾藏意""肝藏魂""肾藏志"。五脏是生命之本，相互联系，若一处出现病变，也会在其他脏腑上有所影响和作用。

治疗方法

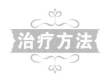
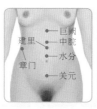
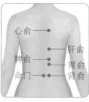
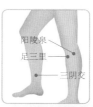
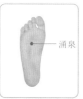

选穴 章门、巨阙、中脘、建里、水分、关元、命门、心俞、肝俞、脾俞、胃俞、肾俞、足三里、三阴交、阳陵泉、涌泉。

刮痧方法 患者取合适体位，找准穴位后，进行常规消毒，然后在所选穴位上均匀涂抹刮痧油或润肤乳，以平补平泻法刮拭。先用面刮法刮腹部章门、巨阙、中脘、建里、水分、关元，再用单角刮法刮腰背部命门、心俞、肝俞、脾俞、胃俞、肾俞，然后用面刮法刮下肢足三里、三阴交、阳陵泉，最后用单角刮法刮涌泉。每次5~10下，每日1~2次。

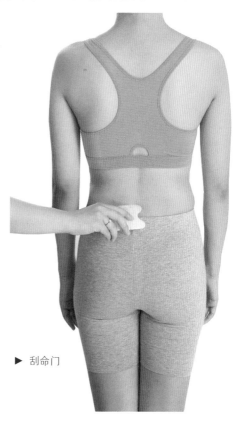

▶ 刮命门

护卫肾阳

25

肾阳，是肾脏功能的动力，又称元阳、真阳、真火等，与肾阴相对，是肾阴功能活动的体现，对人体各脏腑的生理活动起着温煦与推动作用。肾阴，是指肾本脏的阴液（包括肾脏所藏之精），又称元阴、真阴、肾水、真水，是与肾阳相对而言，是肾阳活动的物质基础，对人体各脏腑有滋养、润泽作用。

肾阴、肾阳以肾的精气作为物质基础，相互依存，如果肾阴、肾阳某一方面出现不足，其实质都是肾的精气不足，所以肾阴虚到一定程度时，可以累及肾阳，转为阴阳两虚，病理上叫"阴损及阳"；肾阳虚到一定程度，也能累及肾阴，转为阴阳两虚，病理上叫"阳损及阴"。

治疗方法

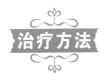 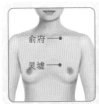 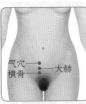 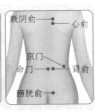 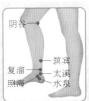

选穴 俞府、灵墟、气穴、大赫、横骨、命门、厥阴俞、心俞、肾俞、膀胱俞、京门、阴谷、筑宾、复溜、太溪、水泉、照海。

刮痧方法 患者取合适体位，找准穴位后，进行常规消毒，然后在所选穴位上均匀涂抹刮痧油或润肤乳，以平补平泻法刮拭。用面刮法或单角刮法刮胸腹部俞府、灵墟、气穴、大赫、横骨，再刮腰背部命门、厥阴俞、心俞、肾俞、膀胱俞、京门，最后刮阴谷、筑宾、复溜、太溪、水泉、照海。

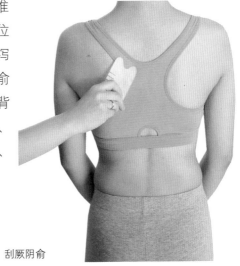

▶ 刮厥阴俞

养肝柔筋

中医学上，将人体的形态分为皮、肉、筋、骨、脉五类，统称为"五体"。筋是联系带动骨关节运动的组织，如肌筋膜、肌腱、韧带和关节囊。

中医学认为，筋与肝同属木，肝主筋。肝为将军之官，为刚脏，筋的特点也是一样。筋为刚，主要体现在筋产生肢体运动的功用上，筋有刚和柔之分。如果筋只有刚，则会出现临床上常见的筋失其柔的表现，如肌肉痉挛、紧张、强直，或者干枯拘急、手足震颤、蠕动等，中医学将其归为"风证"，一般认为是因筋失濡养所致。

治疗方法

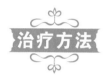
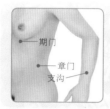
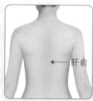
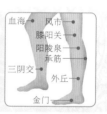

选穴 期门、章门、肝俞、支沟、风市、膝阳关、阳陵泉、外丘、承筋、金门、血海、三阴交。

刮痧方法 患者取合适体位，找准穴位后，进行常规消毒，然后在所选穴位上均匀涂抹刮痧油或润肤乳，以补法刮拭。先用面刮法刮期门、章门，再用单角刮法刮背部肝俞，然后刮上肢支沟，最后用面刮法刮风市、膝阳关、阳陵泉、外丘、承筋、金门、血海、三阴交。

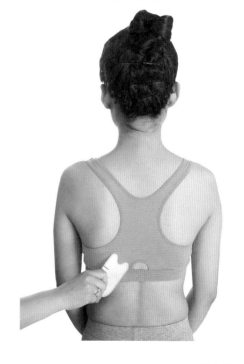

▶ 刮肝俞

27 补气养血

血液是生命健康之源泉，脉是血液流通的管道，血脉是生命的保证。只有血脉畅通了，五脏才能通畅，人体才能正常行动，没有疾病的产生。

血脉关乎全身的新陈代谢情况，血脉年轻，人就年轻。高血压病、高脂血症等疾病都与血脉的衰老和失调有着密切的联系。做好血脉的保健，就可以减缓衰老进程，延长寿命。

治疗方法

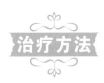
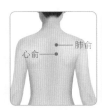
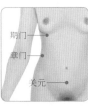
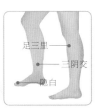
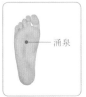

选穴　肺俞、心俞、关元、期门、章门、足三里、三阴交、隐白、涌泉。

刮痧方法　患者取合适体位，找准穴位后，进行常规消毒，然后在所选穴位上均匀涂抹刮痧油或润肤乳，以补法刮拭。先用单角刮法或面刮法先刮背部肺俞、心俞，再刮腹部关元、期门、章门，最后刮足三里、三阴交、隐白；用单角刮法刮足底涌泉。

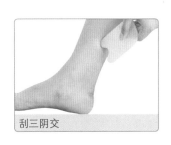
刮三阴交

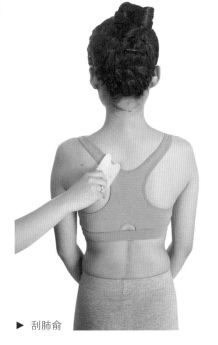
▶ 刮肺俞

养肺润燥

中医依据季节的变化，总结出秋季易损肺气的理论，认为人们应该注意保护肺气，避免发生感冒、咳嗽等疾病。秋季燥气当令，为秋季的主气，称为"秋燥"。由于燥邪伤人，容易耗人津液，必现口干、唇干、鼻干等症。秋燥之气以中秋为界，又有"温燥"与"凉燥"之分。

五行之中，肺脏属金，旺于秋季。因肺喜清肃濡润，主呼吸与大气相通，外合皮毛，与大肠相表里，故燥邪最易伤肺，引起咳嗽或干咳无痰、口干舌燥、皮肤干燥、便秘等症。因此，秋季应注意养肺润燥。

治疗方法

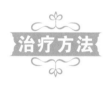
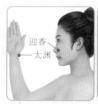
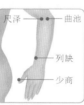
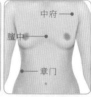
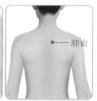

选穴 迎香、尺泽、列缺、太渊、少商、曲池、中府、膻中、章门、肺俞。

刮痧方法 患者取合适体位，找准穴位后，进行常规消毒，然后在所选穴位上均匀涂抹刮痧油或润肤乳，以平补平泻法刮拭。先用平刮法刮面部迎香，再用单角刮法或面刮法刮尺泽、列缺、太渊、少商、曲池，然后用平刮法刮拭腹部中府、膻中、章门，最后用单角刮法刮背部肺俞。

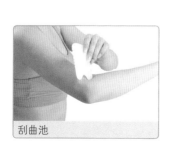

刮曲池

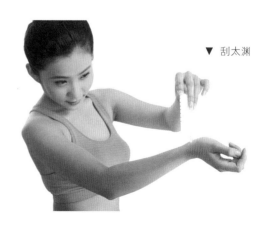

▼ 刮太渊

养心健脾

29

夏季天气闷热，新陈代谢速度加快，万物生机旺盛。夏季，因心在五行中属火，热邪之火易入心，常导致心病，如心神不安、心悸失眠、头昏目眩等症状。脾主湿，湿为夏季的主气，加之夏季气候炎热，汗出增多，消化液分泌减少，消化功能减退，就会出现食欲缺乏，胃纳呆滞，肢软乏力现象。若热邪与湿邪相兼为患，使人闷热难排汗会发生中暑。

治疗方法

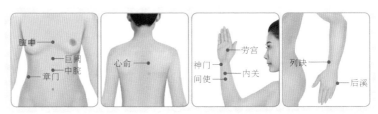

选穴 膻中、巨阙、中脘、章门、心俞、内关、劳宫、列缺、间使、后溪、神门。

刮痧方法 患者取合适体位，找准穴位后，进行常规消毒，然后在所选穴位上均匀涂抹刮痧油或润肤乳，以平补平泻法刮拭。先用平刮法刮胸腹部膻中、巨阙、中脘、章门，再用面刮法刮背部心俞，然后用平面按揉法刮内关、劳宫，最后用单角刮法或面刮法刮列缺、间使、后溪、神门。

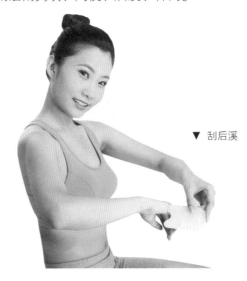

▼ 刮后溪

30

通畅气血

气可以推动血液运行，血可以运载气，气血相互滋生，气虚则血少、血少则气虚，故在中医临床上一般是气血双补。经络是气血运行的道路，在病理因素的影响下，经络不畅，气血运行发生障碍，就会导致各种疾病。

治疗方法

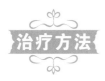
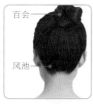
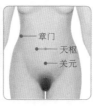
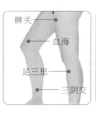
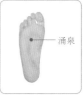

选穴　百会、风池、天枢、关元、章门、足三里、三阴交、血海、髀关、涌泉。

刮痧方法　患者取合适体位，找准穴位后，进行常规消毒，头部穴位不需要涂抹刮痧介质，腹部与下肢穴位可均匀涂抹刮痧介质，以平补平泻法刮拭。先用厉刮法刮头部百会、风池，再用单角刮法或面刮法刮天枢、关元、章门，然后刮下肢足三里、三阴交、血海、髀关，最后用单角刮法刮拭涌泉。

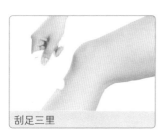
刮足三里

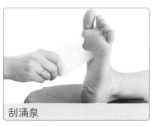
刮涌泉

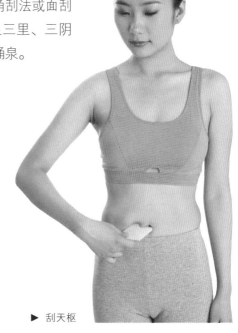
▶ 刮天枢

31 壮腰健肾

　　肾，位于腰部脊柱两侧，左右各一个，右侧的肾位置微下，左侧的肾位置微上，外形椭圆弯曲，状如豇豆。与膀胱、骨髓、脑、发、耳等构成肾系统。主藏精，主水液，主纳气，为人体脏腑阴阳之本，生命之源，故称为先天之本；在五行属水，为阴中之阳。在四时与冬季相应。

　　中医认为"腰为肾之府"，"腰不好"等同于"肾不好"。按照西医学的理论，肾在腰的两侧，在这一位置出现腰酸等症状，首先就应考虑肾虚、肾气不足。只是中医的肾是一个比较大的功能群体，包括西医的内分泌系统、泌尿系统、生殖系统，甚至还有一部分血管神经系统功能，因此其生理作用相当广泛，可谓牵一发而动全身。

治疗方法

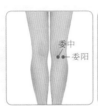
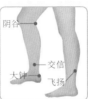
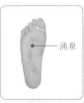
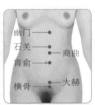

　　选穴　幽门、石关、商曲、肓俞、大赫、横骨、委中、飞扬、大钟、交信、涌泉、委阳、阴谷。

　　刮痧方法　患者取合适体位，找准穴位后，进行常规消毒，然后在所选穴位上均匀涂抹刮痧油或润肤乳，以补法刮拭。先以单角刮法或面刮法从上至下刮拭委中、飞扬、大钟、交信、涌泉，再以拍打法拍打下肢委阳、阴谷，最后以面刮法刮腹部幽门、石关、商曲、肓俞、大赫、横骨。

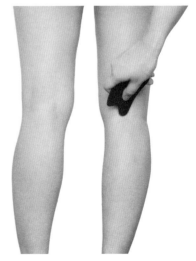

▶ 刮委中

32 健脾和胃

中医的脾与现代的脾脏不同，中医的脾与现代医学中的胰腺类似，而脾的功能与胃肠有关。中医学认为脾为脏、属阴，主运化，喜燥而怕湿；而胃为腑、属阳，主受纳，喜润而怕燥。

脾与胃在经络上相互沟通，它们的功能属性相反相成，彼此相互依赖、相互制约，共同完成饮食物的消化吸收，故脾胃常常同病，治疗时也多脾胃同治。

治疗方法

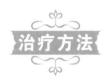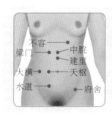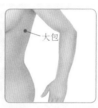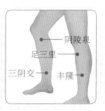

选穴 中脘、建里、天枢、大包、大横、府舍、不容至梁门、天枢至水道、阴陵泉、足三里、丰隆、三阴交。

刮痧方法 患者取合适体位，找准穴位后，进行常规消毒，然后在所选穴位上均匀涂抹刮痧油或润肤乳，以平补平泻法刮拭。先用单角刮法或面刮法先刮中脘、建里、天枢、大包、大横、府舍，再刮不容至梁门、天枢至水道，最后刮下肢阴陵泉、足三里、丰隆、三阴交。

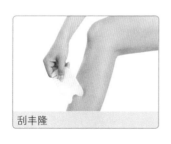

刮丰隆

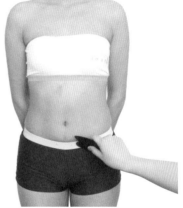

▶ 刮水道

33 疏肝利胆

胆附于肝，胆汁来源于肝。经络相络属，肝脉下络于胆，胆脉上络于肝，构成脏腑表里关系，肝属里，胆为表。在人体中相互配合，相互影响，证候兼见，治疗上常肝胆同治。

如肝失疏泄则影响胆汁分泌、排泄；反之，胆汁排泄失常，也会影响到肝，所以肝胆证候同时并见。如肝胆火旺，肝胆湿热，临床均有胁痛、黄疸、口苦、呕吐、眩晕等，采用肝胆同治，以清利肝胆之法，既治了肝又治了胆。

治疗方法

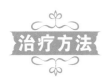 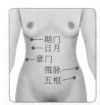 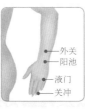 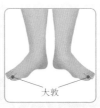 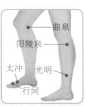

选穴 期门、章门、日月、带脉、五枢、外关、阳池、液门、关冲、阳陵泉、光明、曲泉、大敦、太冲、行间。

刮痧方法 患者取合适体位，找准穴位后，进行常规消毒，然后在所选穴位上均匀涂抹刮痧油或润肤乳，以泻法刮拭。先以单角刮法或面刮法刮期门、章门、日月、带脉、五枢，再以平面按揉法刮外关、阳池、液门、关冲，最后以单角刮法或面刮法刮下肢阳陵泉、光明、曲泉、大敦、太冲、行间。

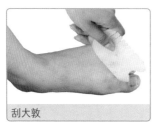

刮大敦

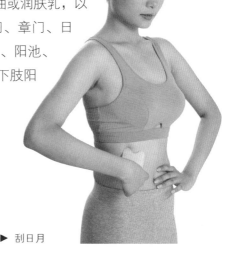

▶ 刮日月

强壮骨骼

人体由206块骨骼组成，人体的骨骼具有支持体形、运动和保护内脏器官等多方面的作用。骨骼分为头骨（又叫颅骨）、躯干骨和四肢骨三部分。根据形状不同，一般可分为长骨、短骨、扁骨和不规则骨四种。

骨的形态可因生活条件、习惯、劳动性质及是否发生某些疾病而发生一定改变。因此，我们应该注意平时的坐姿和站姿，还要及时补充营养。

治疗方法

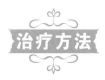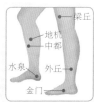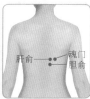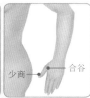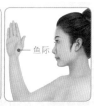

选穴 中都、地机、水泉、外丘、梁丘、金门、肝俞、魂门、胆俞、合谷、少商、鱼际。

刮痧方法 患者取合适体位，找准穴位后，进行常规消毒，然后在所选穴位上均匀涂抹刮痧油或润肤乳，以平补平泻法刮拭。先用面刮法刮中都、地机、水泉、外丘、梁丘、金门，再用单角刮法刮背部肝俞、魂门、胆俞，然后用平面按揉法刮手部合谷、少商、鱼际。

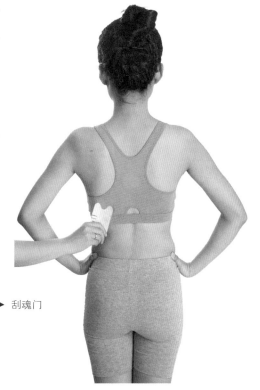

▶ 刮魂门

健美肌肉

35

肌肉系统是人体中最丰富的外周组织，受中枢神经系统的控制，可产生各种形态，存在着复杂的反射关系。

健美肌肉是有针对性地去锻炼某一部分肌肉或肌群，使自身的每一块肌肉、每一根筋腱、每一个关节在锻炼时发生变化。主要包括臂部锻炼、肩部锻炼、胸部锻炼、背部锻炼、下肢锻炼、臀部锻炼、腹部锻炼。

肌肉疾病也不少，例如肌病，比较常见的就是力弱，疾病早期力弱出现于持久、用力活动时（如表现为跑步速度慢等）。疾病后期肌肉完全丧失运动功能。通过肌肉健美，可以有效地预防肌肉疾病。

治疗方法

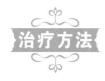 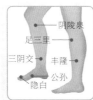 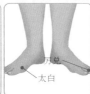 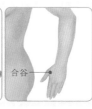 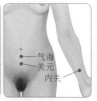

选穴 阴陵泉、隐白、足三里、厉兑、丰隆、三阴交、公孙、太白、合谷、内关、气海、关元。

刮痧方法 患者取合适体位，找准穴位后，进行常规消毒，然后在所选穴位上均匀涂抹刮痧油或润肤乳，以平补平泻法刮拭。先用面刮法刮阴陵泉、隐白、足三里、厉兑、丰隆、三阴交、公孙、太白，再以平面按揉法刮上肢合谷、内关，最后以单角刮法刮腹部气海、关元。

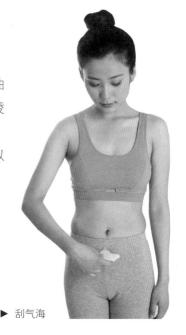

▶ 刮气海

清咽利喉

　　咽是呼吸道上的重要器官，咽分鼻咽、口咽和喉咽三部分。喉部的结构并不复杂，是由软骨、肌肉、黏膜围成的管腔，即喉腔。咽的主要功能是吞咽、呼吸和发音，调节中耳气压功能。喉部为正常呼吸必经之路，又是重要的发音器官，喉部对吸入的空气还有加温及湿润的作用，并有屏气功能和对心血管反射功能。

　　中医认为，咽喉为肺之门户，肺肾之阴上滋于咽，方能言。肺功能失调，津液不足，虚火上冲，熏蒸咽喉所致慢性咽炎，其症为口干舌燥、咽痒、肿痛、咳嗽多痰或干咳无痰。

治疗方法

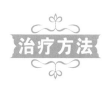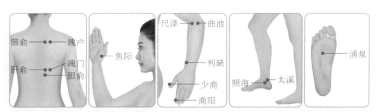

　　选穴　肺俞、魄户、肝俞、魂门、胆俞、少商、鱼际、列缺、商阳、尺泽、曲池、涌泉、太溪、照海。

　　刮痧方法　患者取合适体位，找准穴位后，进行常规消毒，然后在所选穴位上均匀涂抹刮痧油或润肤乳，以平补平泻法刮拭。以面刮法刮拭背部两侧的肺俞、魄户、肝俞、魂门、胆俞，以点按法刮少商、鱼际、列缺、商阳、尺泽、曲池，以面刮法刮足部太溪、照海，以单角刮法刮足部涌泉。

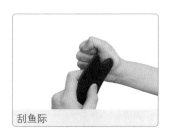

刮鱼际

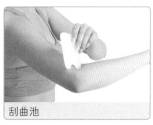

刮曲池

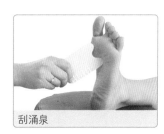

刮涌泉

37 痰湿体质保健刮痧

痰湿体质是现在比较常见的一种体质，当人体脏腑功能出现失调、气血津液运化失调，易形成痰湿时，就可认为是这种体质。此体质多见于肥胖者，或者素瘦今肥的人。

临床表现

其具体表现为体形肥胖，腹部肥满松软，面部皮肤油脂较多，多汗且黏，胸闷，痰多，面色淡黄而暗，眼胞微浮，容易困倦，平素舌体胖大，舌苔白腻或甜，身重不爽，喜食肥甘甜黏，大便正常或不实，小便不多或微混。此种体质类型有易患高血压病、糖尿病、肥胖症、高脂血症、哮喘、痛风、冠心病、代谢综合征、脑血管疾病等疾病的倾向。

治疗方法

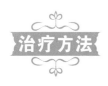
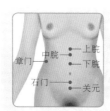
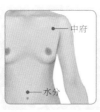
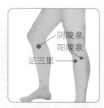

选穴 中府、上脘、中脘、下脘、石门至关元、章门、水分、足三里、阴陵泉、阳陵泉。

刮痧方法 患者取合适体位，找准穴位后，进行常规消毒，然后在所选穴位上均匀涂抹刮痧油或润肤乳，以泻法刮拭。用面刮法或单角刮法先刮胸部中府，再刮腹部上脘、中脘、下脘、石门至关元、章门、水分，最后刮下肢足三里、阴陵泉、阳陵泉。

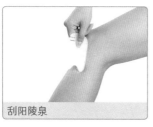
刮阳陵泉

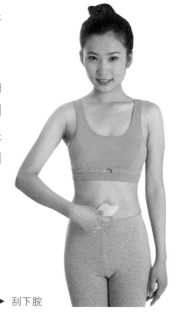
▶ 刮下脘

38 血瘀体质保健刮痧

血瘀体质的主要特征是血行迟缓不畅，多半是因为情绪意志长期抑郁，或久居寒冷地区，以及脏腑功能失调所造成，以身体较瘦的人多见。

临床表现

其主要表现是当血瘀滞于脏腑、经络某一局部时，则发为疼痛，痛有定处，得温而不减，甚至形成肿块。有此体质者，未老先出现老年斑，一些人还会伴有某些部位疼痛的困扰，例如：女性生理期容易痛经，男性身上多有淤青，身上的疼痛症在夜晚加重等。

治疗方法

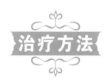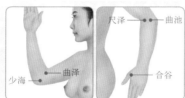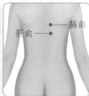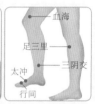

选穴 曲泽、少海、尺泽、合谷、曲池、膈俞、肝俞、血海、足三里、太冲、行间、三阴交。

刮痧方法 患者取合适体位，找准穴位后，进行常规消毒，然后在所选穴位上均匀涂抹刮痧油或润肤乳，以泻法刮拭。以面刮法刮上肢曲泽、少海、尺泽，或者定期拍打此处；以平面按揉法刮合谷；以面刮法刮曲池；以单角刮法或面刮法刮膈俞、肝俞、血海、足三里、太冲、行间、三阴交。

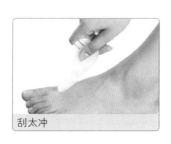
刮太冲

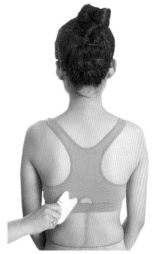
▶ 刮肝俞

39 气郁体质保健刮痧

人体之气是我们生命运动根本动力，除了与先天禀赋、后天环境以及饮食营养相关以外，且与肾、脾、胃、肺的生理功能密切相关。当气不能外达而结聚于内时，便形成"气郁"。中医认为，气郁多是因为忧愁郁闷、心情不舒所致，长期气郁会导致血液循环不畅通，严重影响健康。

临床表现

气郁体质的人形体消瘦或偏胖，舌淡红，面色苍暗或者萎黄，性情急躁易怒，易激动，或忧郁寡欢、胸闷不舒，头痛眩晕，常不由自主地唉声叹气，女性多为月经不调。

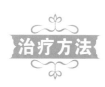
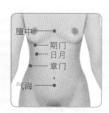
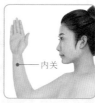
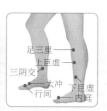

治疗方法

选穴　章门、期门、日月、膻中、气海、内关、足三里、上巨虚、下巨虚、三阴交、内庭、太冲、行间。

刮痧方法　患者取合适体位，找准穴位后，进行常规消毒，然后在所选穴位上均匀涂抹刮痧油或润肤乳，以泻法刮拭。以平刮法刮拭腹部期门、章门、日月，以单角刮法刮拭胸部膻中、腹部气海，以平面按揉法刮上肢内关，以面刮法刮下肢足三里、上巨虚、下巨虚、三阴交，以点按法刮足部内庭、太冲、行间。

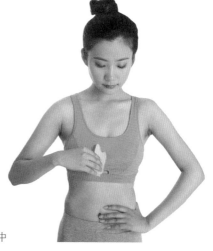

▶ 刮膻中

40 阳盛体质保健刮痧

阴阳学说是中医理论的基础之一，中医认为，凡对人体具有推动、温煦、兴奋作用的物质和功能同归于阳；人之上部、体表为阳；肝、胃、肠、膀胱等为阳。阳盛体质者是指机体呈现阳气偏盛，身体功能亢奋，并以邪热为表象的病理状态的人。

临床表现

阳盛体质者，从表面上看，多给人强壮、精力旺盛的感觉，但是阳盛体质其实是一种病理体质，这类人不轻易生病，一旦患病，多为突发病、急性病，主要见于感染性和传染性疾病。

治疗方法

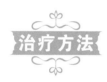 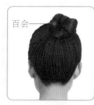 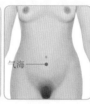 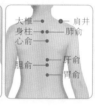 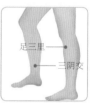

选穴 肩井、大椎、身柱、肺俞、心俞、肝俞、胆俞、胃俞、百会、气海、足三里、三阴交。

刮痧方法 患者取合适体位，找准穴位后，进行常规消毒，然后在所选穴位上均匀涂抹刮痧油或润肤乳，以泻法刮拭。先用面刮法或单角刮法刮背部肩井、大椎、身柱、心俞、肺俞、肝俞、胆俞、胃俞，再用平刮法刮头部百会（百会处有头发覆盖，不需涂抹刮痧油），然后用单角刮法刮腹部气海，最后用面刮法刮下肢足三里、三阴交。

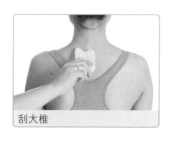
刮大椎

▶ 刮气海

41 阴虚体质保健刮痧

阴虚，是指机体的精、血、精液等阴液不足，导致阴液的濡养、滋润、宁静功能减退，阳气相对亢盛，从而形成虚而有热的阴虚内热、阴虚阳亢的状态。形成阴虚的原因很多，可能是阳邪耗伤阴液；劳心过度，阴血暗耗；久病导致的精血不足、精液枯涸等。

临床表现

此种人形体多瘦小，而瘦人多火旺，常感手足心潮热，口咽干燥，怕热喜凉，冬寒易过，夏热难受。

治疗方法

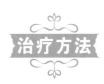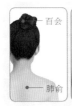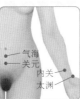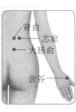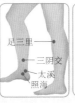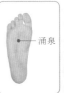

选穴 百会、合谷、内关、太渊、气海、关元、肺俞、肾俞、大肠俞、志室、涌泉、三阴交、太溪、照海、足三里。

刮痧方法 患者取合适体位，找准穴位后，进行常规消毒，然后在所选穴位上均匀涂抹刮痧油或润肤乳，以补法刮拭。以厉刮法刮头部百会（百会处有头发覆盖，不需涂抹刮痧油），以平面按揉法刮合谷、内关、太渊，以单角刮法刮腹部气海、关元，以面刮法或单角刮法刮背部肺俞、肾俞、大肠俞、志室，以点按法刮足底涌泉，以面刮法刮三阴交、太溪、照海、足三里。

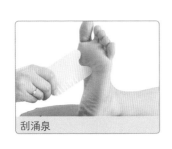
刮涌泉

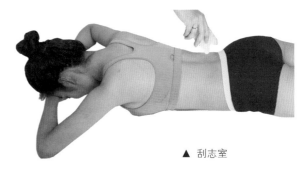
▲ 刮志室

42 阳虚体质保健刮痧

阳虚体质指阳气虚衰的病理现象。阳气有温暖肢体脏腑的作用，如阳虚则机体功能减退，容易出现虚寒的征象。

临床表现

阳虚体质对冷十分敏感，尤其当气候转凉的时候腰背部有冷水浇的感觉；喜喝热茶、热汤，疲乏无力，动则心慌、气短、容易出汗，或大便稀薄，受寒后易腹泻，劳累后水肿，或夜间多尿，性欲减退，男性易阳痿、早泄，女性月经减少、情绪低落、意志消沉、有孤独感。阳气不足的人常表现出情绪不佳，如肝阳虚者善恐、心阳虚者善悲。因此，要善于调节自己的情绪，保持乐观的心态。

治疗方法

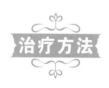 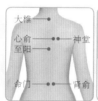 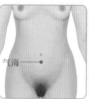 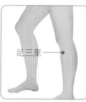 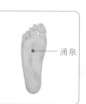

选穴 大椎、至阳、命门、心俞、神堂、肾俞、气海、足三里、涌泉。

刮痧方法 患者取合适体位，找准穴位后，进行常规消毒，然后在所选穴位上均匀涂抹刮痧油或润肤乳，以补法刮拭。先用面刮法或单角刮法刮腰背部大椎、至阳、命门，再用点按法刮腰背部心俞、神堂、肾俞，最后用面刮法刮气海、足三里、涌泉。

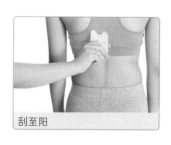

刮至阳

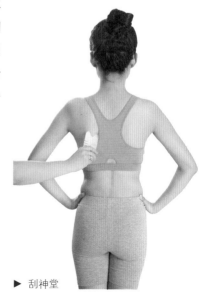

▶ 刮神堂

231